COMMENT ÉVITER LE
VIEILLISSEMENT INUTILE

COMMENT ÉVITER LE VIEILLISSEMENT INUTILE

STRATÉGIE POUR MAINTENIR LA JEUNESSE DE VOS CELLULES ET DE VOTRE CORPS

DR DANIEL MINIER

立青

WALK TO

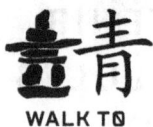

© 2017 DANIEL MINIER

Tous droits réservés.

COMMENT ÉVITER LE VIEILLISSEMENT INUTILE
Stratégie pour maintenir la jeunesse de vos cellules et de votre corps

ISBN   978-1-5445-0059-1 *Broché*
       978-1-5445-0060-7 *Numérique*

Le maintien de notre santé de jeunesse jusqu'à la fin de nos jours est l'œuvre d'une vie.

TABLE DES MATIÈRES

———

POURQUOI CE LIVRE

· 1 ·

LE PROBLÈME.

————

Dans notre société industrialisée, nous bénéficions d'une espérance de vie de plus en plus longue, mais ces années de vie supplémentaires sont accompagnées de problèmes de santé qui entravent notre qualité de vie. **Ces problèmes de santé sont évitables** et il nous appartient de bâtir notre santé et celle de nos enfants pour maintenir leur santé en prévision d'une espérance de vie qui atteindra environ 90 et même 100 ans.

POURQUOI CE LIVRE

· 2 ·

LA SOLUTION.

———

Les recherches scientifiques des dernières années et mêmes des derniers mois nous permettent de comprendre comment le vieillissement de notre corps, les maladies liées à l'âge et les cancers sont issus d'un même processus. Ces découvertes nous permettent aussi de déterminer les cibles sur lesquelles nous pouvons agir et d'identifier des outils simples et efficaces pour contrer ce processus de façon globale.

POURQUOI CE LIVRE

· 3 ·

L'ENTRAVE.

———

Comme professionnels de la santé, nous attendons de grandes études cliniques avant d'agir. Ces études nécessiteront encore des dizaines d'années pour nous livrer leurs conclusions. Alors ni les professionnels de la santé, ni les autorités ne sont disposés à aller de l'avant pour régler ce problème majeur.

POURQUOI CE LIVRE

· 4 ·

LA PROPOSITION.

———

Attendre pendant des années les conclusions des grandes études cliniques entrainera le sacrifice d'une génération supplémentaire. Ceci représente un coût très élevé autant en terme monétaire qu'en termes de qualité de vie.

La meilleure approche, telle que présentée dans cet ouvrage, passe par la mise en commun de centaines d'études récentes, pour nous permettre de comprendre le processus de vieillissement de notre corps. Avec ce travail, nous pouvons dès maintenant déterminer des cibles et identifier les meilleurs outils pour maintenir notre qualité de vie à long terme. Nous pourrons ainsi nous protéger et prémunir la génération de nos enfants du vieillissement inutile.

INTRODUCTION

—

« Profitez de la vie pendant que vous êtes jeune, Dr Minier ! Quand on vieillit, ce n'est plus pareil. » Il n'est pas rare qu'un de mes patients, bien intentionné, me laisse avec un tel conseil. Cette déclaration est souvent lourde de sens, car elle provient en général de personnes qui vivent des désagréments liés au vieillissement. Ces mots peuvent être considérés comme banals, et nous pouvons penser qu'ils n'expriment qu'une fatalité contre laquelle nous ne pouvons rien faire. Mais des déclarations de la sorte, que je reçois de façon quotidienne dans mon cabinet doivent nous mener à un vrai questionnement. Qu'est ce qui n'est plus pareil quand on vieillit ? Et si la plus grande conséquence du vieillissement, c'était d'être limité dans notre capacité à profiter de la vie ?

Heureusement, la capacité d'adaptation et de résilience

de l'humain permet à la plupart des gens d'avancer en âge en gardant leur bonne humeur, car ils ont développé une certaine sagesse. Mais, nous le savons, l'espérance de vie s'allonge alors que l'espérance de vie en bonne santé stagne; vieillissement semble donc souvent rimer avec maladie. Mais existe-t-il, dans ce vieillissement, une part que l'on pourrait considérer comme du «vieillissement inutile»? Pouvons-nous faire quelque chose pour continuer de profiter de la vie pendant longtemps, plus longtemps?

Heureusement, les connaissances quant au fonctionnement du corps qui vieillit ont grandement évolué dans les dernières années. Nous explorerons donc, dans cet ouvrage, les stratégies pour arriver à rester en santé le plus longtemps possible et, pourquoi pas, tout au long de notre vie. Nous verrons d'abord un concept clé, pour nous permettre de comprendre ce qui se trouve au cœur du vieillissement de notre corps. Ensuite, nous déterminerons cinq cibles à atteindre pour ralentir le *vieillissement inutile*. Certains de ces moyens semblent instinctifs, d'autres seront plus surprenants et vont même à l'encontre de ce que la société nous présente comme un succès de l'évolution. Ces approches auxquelles nous nous attarderons ensemble ont démontré un réel impact dans des études scientifiques et, en plus, elles sont faciles à intégrer dans notre quotidien, vous verrez. Alors, allons-y!

CHAPITRE 1

SITUATION : LE MONDE DE LA SANTÉ ÉVOLUE RAPIDEMENT

Le vieillissement est une nouveauté pour l'humanité

Dans les sociétés industrialisées, plusieurs facteurs ont contribué à améliorer l'espérance de vie : l'assainissement de l'eau, le dépistage plus précoce de certaines maladies, de meilleurs soins médicaux et des techniques chirurgicales plus raffinées. Les progrès sont énormes : l'espérance de vie dans les pays industrialisés est passée d'environ 50 ans en 1900 à environ 80 ans en 2010. Avant, mais il n'y a pas si longtemps, les gens mouraient *jeunes* ; ils n'avaient pas le temps d'avancer en âge, de *vieillir*. Graduellement, nos sociétés se sont mises à compter un plus grand nombre de personnes âgées, ce qui nous a permis d'observer et de commencer à comprendre ce qui se passait dans notre corps à un âge avancé.

Une autre statistique vient remettre en question notre société : l'espérance de vie en bonne santé. Dans l'Union européenne, l'espérance de vie en bonne santé en 2010 était d'environ 62 ans... jusqu'à 18 ans d'écart avec l'espérance de vie, qui s'élève à 80 ans ! Une quinzaine d'années pendant lesquelles on ne peut plus profiter de sa vie comme avant. Alors, que se passe-t-il pendant ces 15 années de vie en moins bonne santé ?

L'amélioration de l'espérance de vie a fait sortir de l'ombre certaines maladies que l'on considère comme liées à l'âge : maladies cardiovasculaires, maladies articulaires dégénératives, maladies neurologiques de type maladie d'Alzheimer, cancers, détérioration de l'état de la peau et des fonctions du corps en général... Ces maladies se rencontrent très rarement à un jeune âge. Puisque l'espérance de vie était plus courte dans les siècles précédents, nous sommes les premières générations à être confrontées à ces maladies liées à l'âge. Avec le vieillissement de la population, nous faisons de plus en plus face à ces maladies et nous cherchons à agir sur celles-ci, mais à l'heure actuelle, nous ne faisons qu'y réagir. Alors une question s'impose : Ces maladies que l'on voit apparaître avec l'âge font-elles vraiment partie d'un processus normal ? Et par ailleurs, est-ce que nos médecins, auraient pu intervenir pour nous éviter de «vieillir dangereusement» ?

Les médecins confrontés au vieillissement de la population

Consulter son médecin pour un dépistage précoce et faire traiter ses problèmes de santé représentent un excellent moyen d'améliorer son espérance de vie ainsi que sa qualité de vie. Mais, nous l'avons vu plus haut, l'espérance de vie en bonne santé de la population ne s'améliore pas ; les gens vivent plus longtemps... mais avec de plus en plus de problèmes de santé. Cela cause un premier problème dans les systèmes de santé : les médecins consacrent plus de temps qu'avant à traiter des maladies liées à l'âge. Les médecins sont devenus des gestionnaires de la maladie et du déclin de la santé et ils n'ont presque plus le temps d'exercer leur rôle dans la promotion de la santé. La prévention est de plus en plus mise de côté, les gens sont alors privés des conseils ainsi que de la force de motivation que pourrait leur apporter leur médecin.

''...l'espérance de vie en bonne santé de la population ne s'améliore pas ; les gens vivent plus longtemps, avec de plus en plus de problèmes de santé.''

Le deuxième problème découle du type de médecine que nous exerçons dans notre société. Comme médecins, nous exigeons des études cliniques solides avant de faire des recommandations pour prévenir les maladies. C'est ainsi que nous avons attendu de grandes études qui ont duré plusieurs années pour dire à nos patients de se protéger du soleil pour diminuer le risque de cancers de la peau, de couper le sel pour diminuer l'hypertension et de cesser de fumer pour diminuer le risque de certains cancers... Cela signifie que nous avons presque sacrifié une génération en raison de ces délais. Cela signifie aussi que si nous avions été plus alerte et plus vif dans l'analyse des études médicales nous aurions pu effectuer une meilleure prévention à plusieurs niveaux. Dans la spécialité que j'exerce, par exemple, nous n'aurions pas assisté à une telle épidémie de cancers de peau.

Attendre de grandes études pour émettre ces recommandations comporte plusieurs avantages pour les médecins et les patients. Par exemple, il est normal et même essentiel de détenir de solides études cliniques avant de prescrire un médicament qui comporte des risques d'effets secondaires ou qui engendre des coûts pour le patient ou la société. Le grand avantage est que cette façon de faire nous donne une médecine en général très fiable et sécuritaire. Le désavantage vient du fait que quand nous acquérons de nouvelles connaissances sur le fonctionnement du corps, nous devons attendre plusieurs années avant d'obtenir un résultat d'étude clinique... De longues études sont nécessaires en ce qui concerne la prévention d'une seule maladie, imaginez, la durée de ces études sera encore plus longue si l'on veut en vérifier l'impact sur le maintien de la santé à long terme et la longévité. Alors doit-on attendre ces résultats avant d'agir ?

"Heureusement, il faut le reconnaître, la connaissance des mécanismes qui causent le vieillissement se précise rapidement depuis quelques années et même de mois en mois!"

Il est certain qu'un jour nous pourrons tirer profit des résultats de ces grandes études cliniques, mais en attendant ces résultats, sur quoi pouvons-nous nous baser pour effectuer des choix judicieux en vue d'améliorer notre espérance de vie en bonne santé ? Les recettes de quelques personnes centenaires sont bien intéressantes, mais elles ne représentent pas une base assez solide pour appliquer ces « trucs » à toute une population. Les suppléments supposément extraordinaires de compagnies de produits naturels sont trop simplistes pour préparer notre corps en vue d'une longévité en bonne santé. Il faut donc nous baser sur d'autres types d'études : celles qui cherchent à comprendre comment fonctionne le corps humain. Heureusement, il faut le reconnaître, la connaissance des mécanismes qui causent le vieillissement se précise rapidement depuis quelques années et même de mois en mois! De plus, des stratégies pour agir sur ces mécanismes sont aussi de mieux en mieux établies. Cela nous permet d'agir avant que des recommandations officielles soient établies, et nous devons le faire pour nous protéger et protéger nos enfants contre le vieillissement inutile.

Pourquoi n'avons-nous rien fait pour le vieillissement ?

Premièrement, parce que nous sommes les premières générations à faire face à ce fléau. Deuxièmement, et c'est une autre partie importante du problème, pendant toutes ces années où notre corps et nos cellules subissent les dommages qui nous font vieillir, pendant toutes ces années où une de nos cellules commence son évolution vers un cancer, nous n'avons aucun symptôme. LE PROCESSUS DE VIEILLISSEMENT NE CAUSE PAS DE SYMPTÔME ! Les cancers, les maladies liées à l'âge et le *vieillissement inutile* se sont installés insidieusement pendant de nombreuses années, et nous ne consultons que lorsque le fait est accompli.

Par exemple, les gens consultent un dermatologue quand leur peau est devenue fragile, quand les taches pigmentaires sont installées et quand un cancer de la peau apparaît. Ces manifestations du vieillissement prématuré ont mis 15 ans, 20 ans et même plus à se former et aucun symptôme ne s'était manifesté pendant cette longue période. Le processus n'est pas différent en dehors de la peau. Nous consultons lorsque nous sommes devant un fait accompli. Bien que certaines approches puissent permettre de renverser partiellement la situation, si nous attendons que les symptômes apparaissent avant de consulter, les seules options qui s'offriront à nous seront des approches palliatives.

''La *seule* solution est d'adopter, dès un jeune âge, des habitudes de vie qui nous garderont « jeunes » longtemps. Pour les parents, il s'agit d'un riche héritage à laisser à leurs enfants.''

Le vieillissement, une responsabilité personnelle... et familiale

Puisque le processus du vieillissement se déroule sur de nombreuses années et est asymptomatique, il est inutile (et même téméraire) d'attendre que des symptômes se manifestent pour agir. La *seule* solution est d'adopter, dès un jeune âge, des habitudes de vie qui nous garderont « jeunes » longtemps. Pour les parents, il s'agit d'un riche héritage à laisser à leurs enfants. Pour chacun de nous comme individus responsables de notre propre santé, il n'est jamais trop tard pour adopter de bonnes habitudes. Comme nous le verrons dans les prochains chapitres, intégrer certaines stratégies nous permet de limiter le processus de *vieillissement inutile* et même de renverser certains éléments qui contribuent au vieillissement de nos cellules.

CHAPITRE 2

TOUS N'AVANCENT PAS EN ÂGE DE LA MÊME FAÇON

Qu'est-ce qui influence nos chances de vivre longtemps ?

Comme nous l'avons vu, le traitement des infections, la chirurgie et l'amélioration des soins de santé en général ont permis d'améliorer l'espérance de vie. Donc, consulter son médecin pour un dépistage et un traitement précoce des conditions de santé demeure un excellent investissement pour vivre longtemps. Mais nous nous sommes tous demandé en rencontrant des personnes d'âge avancé quel était leur secret. En discutant avec eux, il n'est pas rare d'apprendre qu'ils ne sont pas les seuls dans leur famille à atteindre un âge vénérable. Souvent, ces familles n'ont pas de secret particulier : leur atout est une génétique favorable à la longévité. Certaines personnes possèdent génétiquement plus de force physique, d'autres, plus d'aptitudes académiques et d'autres, la longévité. Cependant, en dehors de ces personnes bénéficiant d'une telle hérédité, la génétique contribuerait à environ 25 % (certains auteurs proposent même moins de 10 %) des déterminants de l'espérance de vie. Il reste donc plus de 75 % sur lesquels nous pouvons agir. Ce 75 %, nous l'avons en main et nous en sommes responsables. Mais vaut-il la peine d'investir dans de bonnes habitudes ? Ces « efforts » nous permettront-ils vraiment de maintenir une bonne santé pendant toute notre vie ?

Peut-on prendre de l'âge sans vieillir ?

Ceux qui prétendent détenir le secret d'une vie jusqu'à 150 ans ne font que jeter de la poudre aux yeux et les moyens actuels ne permettent pas une telle prétention. Nous sommes « limités » génétiquement dans notre espérance de vie, et les êtres humains ne sont pas tous égaux sur ce plan. Nous devons donc – du moins à l'ère dans laquelle nous vivons ! – accepter cette évidence, et notre travail, à travers ces pages, ne consistera pas à repousser les limites de nos gènes. NOTRE OBJECTIF SERA RÉALISTE ET ATTEIGNABLE. Notre objectif, basé sur les articles les plus pertinents de la littérature médicale sera d'atteindre notre limite génétique, sans perdre de fonction ou avec un minimum de perte de fonction et, ainsi, de maintenir notre autonomie physique et mentale pendant toutes nos années de vie. Avec une différence entre l'espérance de vie en bonne santé et l'espérance de vie pouvant parfois atteindre 15 ans, le jeu semble en valoir la chandelle. Mais est-ce possible d'avancer en âge sans vieillir?

Comme dermatologues, mes collègues et moi sommes aux premières loges pour pouvoir constater que vieillissement ne rime pas nécessairement avec âge. Chaque jour nous observons la peau des gens. Certaines personnes du même âge ont la peau plus vieillie que d'autres, de plus, chez une même personne, certains endroits ont vieilli plus rapidement que d'autres. La peau de certaines zones est plus ridée, a subi des changements de pigmentation, a perdu de l'élasticité et a commencé à présenter des lésions cancéreuses, alors qu'à d'autres endroits, la couleur et la texture sont restées uniformes et aucune lésion précancéreuse n'est en formation. Je fais souvent remarquer cette différence à mes patients et patientes. Observez votre peau. Il est souvent facile de voir qu'elle n'a pas vieilli également d'un endroit à l'autre. Comparez la peau de votre visage et celle de vos fesses, comparez la face externe et la face interne de vos avant-bras... Nous le savons, ces différences sont causées par le vieillissement accéléré par le soleil. Cette démonstration est flagrante : la peau peut vieillir plus vite ou moins vite... et elle peut avancer en âge sans vieillir ! En observant la peau, nous avons une magnifique porte d'entrée pour comprendre le vieillissement : chez une même personne, on retrouve une peau vieillie à certains endroits et une peau d'aspect beaucoup plus jeune à d'autres. Qu'est-ce qui s'est donc produit *à l'intérieur* de cette peau vieillie prématurément ?

"Comme notre peau, notre corps tout entier peut vieillir plus ou moins vite... tout notre corps peut aussi avancer en âge sans vieillir."

Les études ont permis de reconnaître plusieurs éléments qui causent ce vieillissement accéléré. Il est intéressant de remarquer que les mécanismes qui causent un vieillissement précoce de la peau, des cellules de notre peau, sont les mêmes qui causent un vieillissement des cellules de tout notre corps. Comme notre peau, notre corps tout entier peut vieillir plus ou moins vite... tout notre corps peut aussi avancer en âge sans vieillir. En construisant ce casse-tête fait de centaines et de milliers d'études sur le vieillissement, nous pouvons commencer à comprendre ce phénomène. Nous pouvons expliquer ce qui se produit à l'intérieur de la peau vieillie prématurément et aussi dans le corps vieilli prématurément. Nous comprenons que ce processus de vieillissement prend origine dans nos cellules... et que nous devons prendre soin de nos cellules !

Pourquoi s'attarder aux cellules ?

Notre organisme est constitué de milliards de cellules et chacune assume un rôle dans le bon fonctionnement de notre corps. Qu'il s'agisse de fabriquer de la peau, de faire battre notre cœur, de nous défendre contre les infections ou d'aller chercher un souvenir dans notre mémoire, les cellules sont la base du fonctionnement de notre corps. Les cellules sont vivantes, et leur bon état ainsi que leur bonne santé sont essentiels à la bonne santé de notre corps.

"...les cellules sont la base du bon fonctionnement des tissus et des organes, et leur entretien est essentiel à la prévention du vieillissement."

Quand on examine une peau vieillie et une peau non (ou moins) vieillie, on remarque plusieurs différences. Une peau vieillie a perdu du collagène, parce qu'avec l'âge, nos cellules en fabriquent moins et de moins bonne qualité. La peau s'assèche, car les cellules de l'épiderme ne sont plus en mesure de fabriquer une barrière aussi efficace, elles deviennent aussi moins efficaces pour fabriquer de la vitamine D. Que ce soit dans notre peau, nos vaisseaux sanguins ou notre cerveau, les cellules sont la base du bon fonctionnement des tissus et des organes, et leur entretien est essentiel à la prévention du vieillissement. Nous allons donc ouvrir la porte et entrer dans ce monde où nous découvrirons une clé (*LA CLÉ ?*) du vieillissement. Ce sera là notre objectif : comprendre comment avoir de l'emprise sur le processus de vieillissement. Pour y arriver, nous nous attarderons à 5 cibles sur lesquelles nous pouvons facilement agir.

CHAPITRE 3

LA CLÉ : PROTÉGER ET ENTRETENIR LES CELLULES QUI NOUS ACCOMPAGNENT TOUTE NOTRE VIE

—

NOTE : Il s'agit du chapitre le plus technique. Il permet de comprendre simplement les rouages du processus de vieillissement de notre corps, mais il n'est pas essentiel à l'intégration des chapitres suivants décrivant des cibles et les outils.

Coup d'œil sur les cellules et leurs rôles

Nos tissus sont constitués de millions de cellules, qui sont les plus petites unités vivantes de notre corps. Comme de petits blocs, les cellules s'unissent pour fabriquer des tissus ou des organes, par exemple, la peau, le cœur, le cerveau... Pour que nos tissus et nos organes fonctionnent bien, nos cellules doivent rester en santé et en vie le plus longtemps possible. Pour que nos cellules demeurent saines et en santé, elles doivent être protégées et bien entretenues et leurs composantes ne doivent pas être endommagées (figure 1).

Par exemple :

- Le code génétique doit rester intact.
- Les structures internes (système d'énergie, de fabrication...) doivent bien fonctionner.
- La paroi de la cellule doit être fabriquée avec des matériaux de qualité (les « bons » gras que nous mangeons).
- Elles doivent être nettoyées régulièrement.

Figure 1
La cellule et quelques-unes de ses composantes

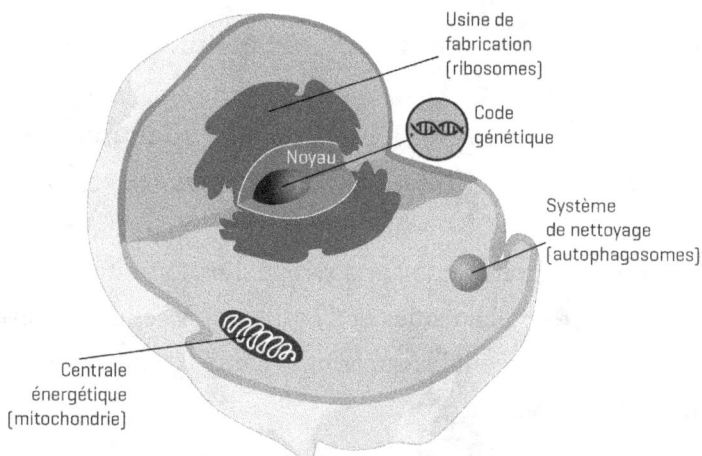

Usine de
fabrication
(ribosomes)

Code
génétique

Noyau

Système
de nettoyage
(autophagosomes)

Centrale
énergétique
(mitochondrie)

Nos cellules bénéficient de systèmes de réparation pour entretenir leurs structures. Mais parfois les dommages sont importants ou s'accumulent au cours de la vie des cellules et les dommages peuvent être irréparables. Pour certaines cellules qui ont une courte durée de vie, de quelques jours à quelques semaines, quelques dommages sans trop de conséquences. Cependant, d'autres cellules de notre corps sont les mêmes depuis notre naissance et doivent continuer de nous accompagneront pendant plusieurs mois et même toute notre vie. Les dommages à ces cellules entraînent à long terme des conséquences sur notre santé. La stratégie, bien démontrée dans les études scientifiques, visera donc de façon plus spécifique à prendre soin des cellules qui nous accompagnent toute notre vie.

Alors la stratégie sera simple :

1. *Prévenir* les dommages aux cellules et à leurs composantes.
2. *Réparer et nettoyer* les structures endommagées.
3. *Éliminer* les cellules trop endommagées.

Les outils décrits dans cet ouvrage auront pour action d'activer ces mécanismes et d'agir sur nos cellules, principalement ces cellules qui nous accompagnent pendant toute notre vie.

Quelles sont les cellules qui nous accompagnent toute notre vie ?

Comme nous l'avons vu, les cellules les plus importantes que nous devons protéger et entretenir sont les cellules qui vivent longtemps, leur bon fonctionnement est essentiel pour maintenir notre santé à long terme. Il y a principalement deux types de cellules qui nous accompagnent toute notre vie. Premièrement, il y a les cellules qui ne se renouvellent pas, celles qui sont les mêmes depuis la naissance. On peut penser aux neurones dans le cerveau, ainsi qu'aux cellules du cœur. Deuxièmement, il y a les cellules qu'on appelle les *cellules souches*: elles nous accompagnent pendant toute notre vie et assurent constamment la fabrication de nouvelles cellules qui serviront à renouveler les tissus. C'est le cas de la peau, de l'intestin et des globules rouges et blancs; ces tissus sont renouvelés tout au long de notre vie à partir de seulement quelques cellules souches.

Prenons l'exemple de l'épiderme (figure 2): la durée de vie des cellules peut être d'environ 4 semaines, avant qu'elles émergent en surface et que leur vie soit terminée. Bien que les cellules de notre peau soient constamment changées, ce renouvellement est assumé par seulement quelques cellules, à la base de l'épiderme, qui sont les mêmes depuis notre naissance, ce sont ces cellules que l'on appelle *cellules souches*. Elles ne doivent pas être endommagées. Tant que les cellules souches et leur environnement sont en santé, la fabrication de l'épiderme est optimale et il peut continuer de bien fonctionner. Quand les cellules souches de la peau ont subi des dommages au cours de la vie, elles deviennent moins nombreuses et moins efficaces: notre épiderme devient une barrière moins solide; la guérison est plus lente; les poils et les cheveux deviennent blancs ou gris... Ainsi notre épiderme devient plus à risque de développer des problèmes.

FIGURE 2

La peau, son renouvellement, ses cellules souches

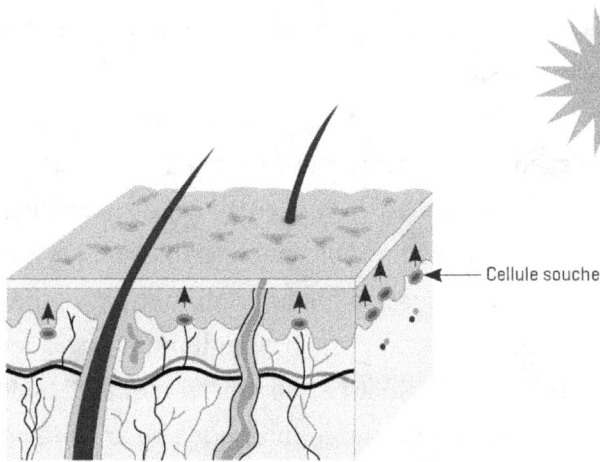

Cellule souche

Les cellules souches assurent la fabrication constante de l'épiderme. Elles nous accompagnent toute notre vie.

Les cellules fabriquées par ces cellules souches migrent en surface et vivent environ 6 semaines.

Ce mécanisme, le renouvellement des tissus à partir de quelques cellules souches, se retrouve dans plusieurs autres tissus ou organes. Maintenir nos cellules souches en bon état sera donc un objectif essentiel pour maintenir le bon fonctionnement de notre corps, car les dommages à ces cellules finissent par avoir un impact sur les tissus et les organes. Par exemple, l'accumulation de dommages aux cellules souches des muscles entraîne une diminution du volume des muscles et une réparation moins efficace. Quant aux dommages aux cellules souches de nos globules blancs, qui sont fabriqués dans la moelle osseuse, ils entraînent une diminution de l'efficacité du système immunitaire. Avec les années, les dommages accumulés à nos cellules souches finissent par se répercuter sur toute notre santé.

Comme nous l'avons mentionné plus haut, en plus des cellules souches, les autres cellules à protéger sont les cellules qui ne se renouvellent pas et qui demeurent les mêmes pendant très longtemps ou pendant toute la vie, comme celles de notre cœur et celles de notre cerveau. Ce dernier, siège de nos souvenirs, de nos émotions et de notre personnalité, est, lui aussi, susceptible de subir des dommages cellulaires. Préserver ce type de cellule sera donc aussi un de nos objectif. Nous nous attarderons au cours des chapitres suivants à ce qui cause les dommages aux cellules ainsi qu'aux solutions que nous pouvons appliquer pour éviter de tels dommages.

Ainsi, qu'il s'agisse de cellules souches responsables de renouveler des tissus (peau, intestin...), des organes (foie, glandes surrénales...) ou bien de cellules qui sont les mêmes pendant toute notre vie (cœur, cerveau...), si nous voulons que notre corps continue à fonctionner de façon efficace pendant longtemps, nous devons les garder en vie et en bon état. Laisser les dommages s'accumuler ouvre la porte au vieillissement, aux maladies dégénératives et au cancer, nous verrons comment.

Qu'est-ce qui arrive à nos cellules quand elles sont endommagées ?

Nous l'avons vu, les cellules qui nous accompagnent pendant toute notre vie doivent être bien entretenues. Pour comprendre le vieillissement, il faut comprendre le devenir de ces cellules quand elles subissent un dommage. D'abord, plusieurs structures peuvent être le site de dommages dans la cellule : code génétique, systèmes de production d'énergie, enveloppe des cellules... Une fois endommagées, les cellules peuvent être réparées par leur système de réparation, mais parfois les dommages que la cellule a subis au fil du temps sont tels que le rétablissement à un état normal n'est plus possible.

Alors, quel est donc le devenir des cellules qui ont subi, au cours des années, des dommages irréparables ? Cette question est importante, et la réponse EST LE CONCEPT CLÉ qui permet de comprendre le processus de vieillissement et l'apparition des maladies liées à l'âge. Alors, lorsqu'une cellule de notre corps subit un dommage irréparable, **notre corps possède en gros deux choix** (figure 3) :

1. *Ne pas intervenir* et laisser la cellule tenter d'assumer son rôle, bien qu'elle ne soit pas réparée à 100 %.
2. *Mettre la cellule en sénescence*, voilà un nouveau mot. En gros, il s'agit de mettre la cellule au rancart, de

l'empêcher de se diviser pour éviter qu'elle ne continue à s'endommager.

Nous le verrons dans la section suivante, aucun de ces scénarios n'est intéressant pour notre corps... Nous le verrons, laisser aller nos cellules vers un de ces 2 scénarios est le début de TOUT le processus : A la fois du vieillissement, des maladies dégénératives et du terrain favorable aux cancers. C'est la cause probable du fait que nous passons les 10 à 15 dernières années de notre vie en moins bonne santé (La différence entre l'espérance de vie et l'espérance de vie en bonne santé). NOUS DEVONS DONC INTERVENIR AVANT, pour que nos cellules ne se retrouvent pas devant ce choix.

Qu'arrive-t-il à notre corps quand nos cellules sont poussées vers le gouffre de la sénescence ?

Nous venons de le voir, quand nos cellules ont subi des dommages irréparables, le corps doit faire un choix qui aura des conséquences sur notre santé. Regardons l'impact des deux principales options qu'ont nos cellules souches quand elles sont endommagées (figure 3) ; ceci nous permettra de comprendre pourquoi le vieillissement, le cancer et les maladies dégénératives sont reliés.

La *première option* est que le corps laisse les cellules

souches fonctionner malgré les dommages. Les cellules souches, on se souviendra, sont responsables de la fabrication des tissus et des organes (peau, intestin, poumons...). La cellule peut donc continuer à faire son travail (par exemple, fabriquer de l'épiderme), mais elle demeure plus vulnérable qu'une cellule saine. La conséquence de ce choix est une augmentation du risque de transformation de la cellule endommagée en cellule cancéreuse. Cette voie ouvre donc la porte aux cancers.

La *deuxième option* est que le corps mette la cellule au rancart, qu'il la mette en sénescence. La sénescence est un des plus puissants mécanismes de protection que notre corps possède contre le cancer. Lorsqu'elle est mise en sénescence, la cellule cesse de se renouveler, elle est ainsi protégée de la mort imminente ou de la transformation en cancer. Ceci entraine cependant une perte de nos précieuses cellules souches, qui sont essentielles pour fabriquer du nouveau tissu (par exemple, la peau) ou des organes (par exemple, les muscles, le système immunitaire...). Ce processus est aussi irréversible (de façon générale) et n'est pas sans conséquence. Première conséquence: avec la perte de ces cellules souches, les organes et les tissus sont moins bien renouvelés et deviennent moins efficaces pour accomplir leurs fonctions... les tissus vieillissent. Deuxième conséquence: en plus de faire perdre de l'efficacité à nos organes, cette puissante protection (contre le cancer) entraîne une augmentation de l'inflammation dans les tissus et favorise les maladies dégénératives (arthrose, athérosclérose, dégénérescence maculaire, maladies respiratoires chroniques...) Avec l'âge, le nombre de cellules en sénescence augmente dans notre corps. Ce qui cause encore plus d'inflammation et ainsi aggrave la situation. Il est donc préférable pour notre corps, en premier lieu, de ne pas en arriver à devoir mettre les cellules en sénescence. Avec les années, le fardeau de l'accumulation de cellules sénescentes ne fait que s'alourdir dans nos tissus. Il faudra donc favoriser l'élimination de ces celles sénescentes, par un processus que l'on pourrait appeler « sénolyse ». (Nous y reviendrons dans les prochains chapitres).

FIGURE 3
La clé : le devenir des cellules endommagées

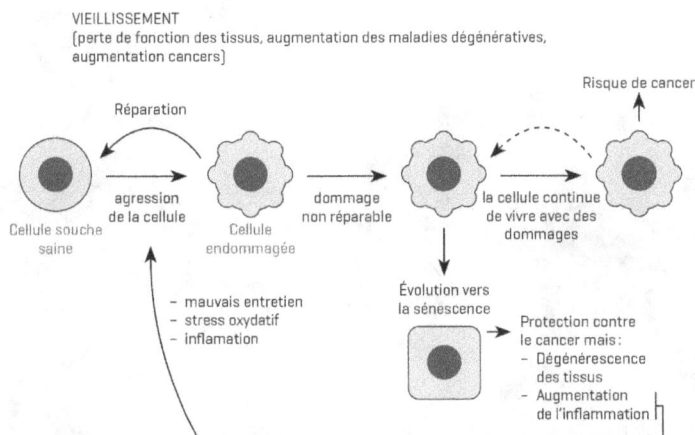

VIEILLISSEMENT
(perte de fonction des tissus, augmentation des maladies dégénératives, augmentation cancers)

Risque de cancer

Réparation

agression de la cellule

Cellule souche saine

Cellule endommagée

– mauvais entretien
– stress oxydatif
– inflamation

dommage non réparable

la cellule continue de vivre avec des dommages

Évolution vers la sénescence

Protection contre le cancer mais :
– Dégénérescence des tissus
– Augmentation de l'inflammation

Pour illustrer ce processus, prenons l'exemple de ce qui se passe dans la peau (figure 4). Autant dans le derme que dans l'épiderme, on note avec l'âge la présence de plus en plus de cellules en sénescence et de moins en moins de cellules souches saines. D'un côté, la diminution des cellules souches rend la fabrication des tissus moins efficace. D'un autre côté, la présence de seulement quelques cellules sénescentes contribue à attirer des globules blancs qui entretiennent l'inflammation des tissus, ce qui contribue à détruire le collagène et à endommager encore plus les cellules environnantes ; la peau prend une apparence plus ridée et devient plus fragile, sa pigmentation devient irrégulière, elle fabrique moins de vitamine D et des pré cancers apparaissent.

FIGURE 4

Impact de l'accumulation de dommages cellulaires sur la peau

Peau avec cellules souches saines

Peau vieillie (moins de cellules souches, plus de cellules sénescentes)

Barrière
en bon état

Apparition de précancers
et de cancers
Barrière en moins bon état
Pigment irrégulier

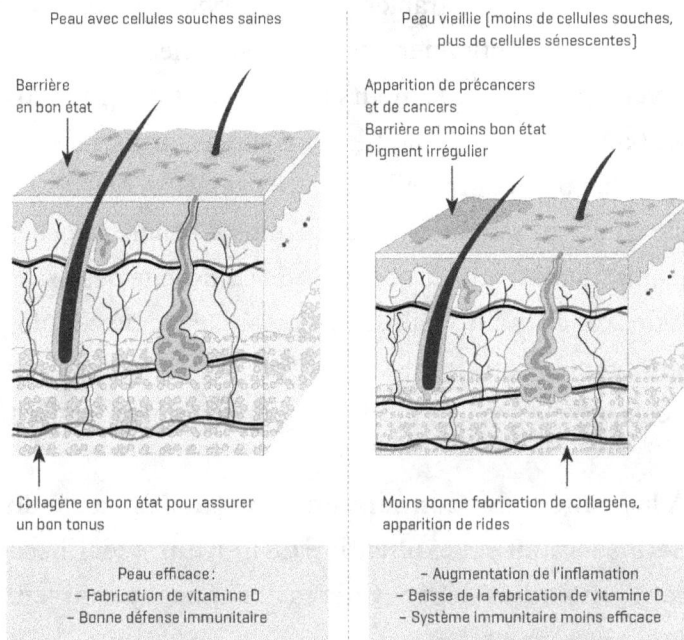

Collagène en bon état pour assurer
un bon tonus

Moins bonne fabrication de collagène,
apparition de rides

Peau efficace :
- Fabrication de vitamine D
- Bonne défense immunitaire

- Augmentation de l'inflamation
- Baisse de la fabrication de vitamine D
- Système immunitaire moins efficace

Il n'y a pas que la peau qui est touchée ; tout l'organisme devient victime de la sénescence des cellules. Nos sens (goût, odorat, audition) deviennent moins performants ; il en est de même pour les cartilages de nos articulations, pour nos muscles et pour tout le corps etc.

À la lumière des connaissances actuelles, la clé du vieillissement semble se trouver dans ce concept. Ceci expliquerait comment le vieillissement, les maladies dégénératives et cancer sont issus d'un même processus.

Notre corps doit quotidiennement décider ce qu'il fera avec les cellules qui commencent à être endommagées et qui ne sont plus réparables. S'il n'intervient pas et laisse ces cellules fonctionner ainsi, nous sommes exposés au développement de tumeurs cancéreuses. Notre corps peut aussi, pour nous protéger du cancer, arrêter les cellules de faire leur travail (activer la sénescence), ce qui entraîne une diminution de la quantité de cellules souches et ainsi une perte de la qualité et de l'efficacité des tissus et des organes : ils vieillissent. La présence de cellules sénescentes dans les tissus favorise une inflammation locale, nous exposant ainsi aux maladies dégénératives.

''À la lumière des connaissances actuelles, la clé du vieillissement et l'explication du lien entre vieillissement, maladies dégénératives et cancer se trouvent dans ce concept.''

Puisque ces trois éléments (vieillissement accéléré, cancers, maladies dégénératives) augmentent avec l'âge et résultent d'un même processus, nous devons agir afin que nos cellules n'entrent pas dans le gouffre de la sénescence, cette ''clé'' du vieillissement. Cette nouvelle compréhension du fonctionnement de nos cellules nous permettra d'établir une stratégie afin de repousser ces conditions liées à l'âge. Cette stratégie vise à prévenir les dommages, réparer et nettoyer nos cellules. Pour y arriver, nous nous arrêterons dans les chapitres suivants à 5 cibles, les plus pertinentes. L'atteinte de ces cibles passera par l'utilisation d'outils concrets, efficaces et faciles à intégrer, ce qui permettra d'assurer la protection et le bon entretien de nos cellules.

Mais, avant d'aborder nos stratégies d'intervention, rappelons-nous que tous les processus menant au vieillissement ne causent généralement pas de symptômes ; il faut donc agir avec conviction, et se rappeler que des études physiologiques soutiennent nos actions et notre travail en vue d'atteindre ces cibles.

CHAPITRE 4

CIBLE 1 : L'OXYDATION

ACTIVEZ VOS PROPRES ANTIROUILLES

Qu'est-ce que l'oxydation et le stress oxydatif ?

En circulant à l'épicerie, nous passons devant les étalages ; on nous offre des suppléments d'antioxydants, des biscuits avec antioxydants, même une boisson gazeuse avec antioxydants... Prendre des antioxydants semble un moyen récupéré par plusieurs fabricants de suppléments et d'aliments pour aider à prévenir toutes sortes de problèmes de santé. Mais qu'est-ce que l'oxydation, qu'est-ce que le stress oxydatif, et avons-nous besoin de suppléments antioxydants ?

L'oxydation est un peu comme la rouille. Prenons

l'exemple d'une automobile : la rouille, causée par l'oxygène, peut toucher plusieurs parties de la voiture. Plusieurs petits points de rouille apparaissent à divers endroits, sans trop de conséquences initialement, mais si aucun antirouille n'est utilisé, le processus s'étend et en fragilise toute la structure.

Dans nos cellules, la situation est plus nuancée. Les réactions d'oxydation, causées par l'oxygène, sont importantes et même essentielles pour assurer le bon fonctionnement de la cellule ainsi que pour l'activité du système immunitaire. Puisque notre corps en a besoin l'oxydation ne doit pas être complètement bloquée, ceci pourrait même être néfaste pour le corps. Cependant, quand les réactions d'oxydation prennent trop d'ampleur dans les cellules, les systèmes antioxydants naturels de la cellule deviennent débordés, c'est une situation que l'on appelle le *stress oxydatif*, il se produit trop d'oxydation. En présence d'un stress oxydatif, les dommages commencent à s'installer dans les cellules et toutes les structures (paroi, code génétique, etc.) peuvent être touchées. Les dommages pourront alors devenir irréparables, avec les conséquences que nous venons de décrire plus haut. (figure 5).

FIGURE 5
Impact du stress oxydatif

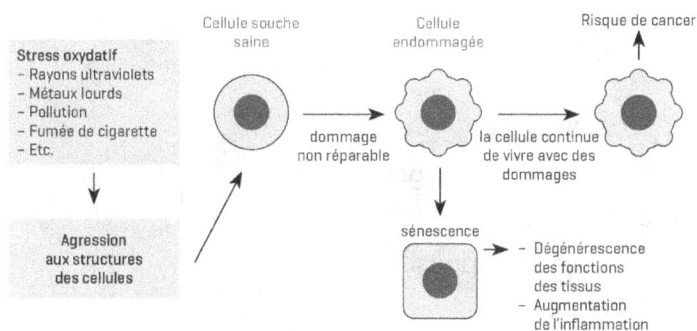

Stress oxydatif
- Rayons ultraviolets
- Métaux lourds
- Pollution
- Fumée de cigarette
- Etc.

Agression aux structures des cellules

Cellule souche saine

dommage non réparable

Cellule endommagée

la cellule continue de vivre avec des dommages

Risque de cancer

sénescence

- Dégénérescence des fonctions des tissus
- Augmentation de l'inflammation

Quel impact peut avoir le stress oxydatif sur notre santé ?

Nous l'avons vu, l'excès d'oxydation ou le stress oxydatif, endommage les cellules et, dans ce contexte, si les dommages deviennent irréparables, elles sont poussées au bord du gouffre. Comme nous l'avons expliqué au chapitre précédent, ces cellules risquent plus d'évoluer vers un cancer, elles sont aussi plus à risque de devenir sénescentes et ainsi de faire vieillir notre corps prématurément.

Ce vieillissement prématuré causé par l'excès d'oxydation contribuera aux maladies liées au vieillissement prématuré :

- Cancers divers
- Athérosclérose

- Vieillissement de la peau (irrégularité de pigmentation, rides)
- Dégénérescence maculaire
- Presbyacousie
- Bronchite chronique
- Démences et maladie d'Alzheimer
- Dysfonction érectile
- Maladie de Parkinson
- Cataractes

Qu'est-ce qui cause l'excès d'oxydation ?

Nous avons vu que l'équilibre oxydation-antioxydants est important pour le bon fonctionnement des cellules et que les problèmes commencent quand l'oxydation devient excessive. Voyons donc quelques facteurs qui favorisent un excès d'oxydation.

D'abord, un des plus grands producteurs de stress oxydatif revêt une importance particulière pour la peau, ainsi que pour les yeux : les ultraviolets. Ils endommagent les cellules de la peau, la font vieillir plus vite et augmentent le risque de cancer. Au niveau des yeux, ils augmentent le risque de cataractes et de dégénérescence maculaire. Parmi les autres causes, nous ne pouvons pas passer sous silence le tabagisme, qui génère un stress oxydatif majeur dans les poumons et dans tout le corps.

Si les ultraviolets et le tabagisme sont facilement évitables, d'autres sont plus difficilement évitables. Parmi les plus sournoises causes de stress oxydatif, notons la pollution atmosphérique, les métaux lourds, certains types de radiations, les excès de calories et de sucre et même le stress psychologique! Puisque nous ne pouvons pas éviter toutes les causes qui engendrent un excès d'oxydation, il apparaît donc justifié d'adopter des habitudes protectrices qui viendront contrer le stress oxydatif.

Outils de protection contre le stress oxydatif
Outil 1. Le paradoxe de l'exercice physique

Beaucoup de choses ont été dites au sujet des bienfaits de l'activité physique; nous nous contenterons donc de quelques éléments essentiels tirés de la littérature scientifique. Il est bien démontré que l'activité physique augmente l'espérance de vie. D'abord, si nous sommes sédentaires et que nous décidons d'être actifs physiquement (bouger, marcher rapidement pendant une demi-heure 5 fois par semaine) nous gagnons environ 3 années de vie, ce qui est un bon départ. Cependant, depuis quelques années, les chercheurs ont découvert que la contraction des muscles libère dans l'organisme des substances bénéfiques pour tout le corps. Ceci favorise la stimulation du système immunitaire, l'amélioration des fonctions cognitives et même le maintien d'un aspect plus jeune de notre peau! Il est aussi démontré que si nous faisons des efforts physiques (travail musculaire avec une augmentation du rythme du cœur et de la respiration) et que nous continuons à maintenir une bonne condition physique, nos muscles fabriquent encore plus de ces substances. Nous gagnons alors jusqu'à 7 années de vie en faisant des efforts physiques réguliers.

L'effet de l'activité physique sur le stress oxydatif contribue en partie à ses bénéfices sur la santé. Premièrement, de façon paradoxale, l'activité physique génère une oxydation qui, par la suite, stimule de nombreux mécanismes antioxydants. Deuxièmement, la contraction des muscles favorise la libération dans tout l'organisme de plusieurs substances, dont certaines ont comme effet de diminuer le stress oxydatif. L'activité physique agit donc comme un puissant activateur de nos systèmes antioxydants (et aussi anti-inflammatoires) et demeure une des meilleures options pour contrer l'oxydation.

Outil 2. Faites de beaux dodos...

Se glisser dans un lit confortable, passer la nuit dans les bras de Morphée, faire de beaux rêves et se lever le lendemain frais et dispos... c'est le rêve de plusieurs. De meilleures nuits permettent de se sentir plus énergique; en plus, les personnes qui ont un meilleur sommeil sont perçues par les autres comme en meilleure santé et plus attrayantes. Voilà une bonne raison de rechercher un bon sommeil !

Par ailleurs, en plus d'entraîner une sensation de fatigue, un moins bon sommeil est associé à un risque plus élevé de développer divers problèmes de santé. Un mauvais sommeil se répercute négativement sur les mécanismes liés au vieillissement du corps : augmentation du stress oxydatif ainsi que des marqueurs sanguins d'inflammation subclinique (nous en parlerons au chapitre suivant). De plus, une étude chez des hommes dans la soixantaine a montré qu'une seule nuit de sommeil troublé entraîne une augmentation de la sénescence cellulaire (nous l'avons vu, l'accumulation de cellules sénescentes est un marqueur du vieillissement des tissus). Les mauvaises nuits grugent donc lentement notre santé. Inversement, un meilleur sommeil contribuera à combattre le stress oxydatif dans notre corps et dans notre cerveau ; il contribuera aussi, littéralement, à nettoyer les cellules de notre cerveau de certaines substances toxiques. Il apparaît donc important d'instaurer des habitudes qui favoriseront le sommeil. En voici quelques-unes qui ont montré des bénéfices dans diverses études.

Petits trucs pour favoriser un meilleur sommeil

- S'exposer tôt à la lumière et bénéficier d'une pièce bien éclairée pendant le jour.
- Prendre un petit déjeuner riche en tryptophane, un acide aminé présent en bonne proportion dans les légumineuses, les noix et les œufs, entre autres.
- Faire de l'activité physique.
- Éviter les stimulants.
- Diminuer l'éclairage ambiant environ 90 minutes avant l'heure du coucher.
- Choisir l'heure du coucher en fonction de l'heure du lever et du temps de sommeil escompté (par exemple, si l'on veut se lever à 6 heures et que notre temps de sommeil moyen est de 7 heures, fixer l'heure du coucher vers 11 heures).
- La chambre devrait être le plus sombre possible et la température, fraîche.
- Traiter l'apnée du sommeil et les divers inconforts (douleurs, démangeaisons, etc.)
- Se détendre et oublier un moment ses préoccupations (les écrire... et peut-être que la nuit portera conseil !)
- Certains aliments, infusions ou suppléments ont montré un bénéfice pour favoriser un meilleur sommeil (valériane, houblon, mélisse, passiflore, cerises, kiwis, saumon, magnésium).

Outil 3. Mettez les antirouilles dans votre panier

Ne cherchez pas plus loin! La variété de végétaux que vous mettrez dans votre panier à l'épicerie saura faire le travail. Vous ne pourrez jamais retrouver un tel éventail d'antioxydants dans un supplément. Par exemple, la consommation de seulement 1 ou 2 noix du Brésil est suffisante pour activer certains de nos systèmes antioxydants. De nombreux fruits, légumes, noix et herbes ont montré des bénéfices semblables. Imaginez lorsqu'on en combine plusieurs! Nos choix à l'épicerie devraient être efficaces pour activer ce système antivieillissement, en plus d'apporter de nombreux autres bénéfices sur la santé.

Alors...

Nous l'avons mentionné au début de ce chapitre, le système oxydation-antioxydant est une chaîne de réactions complexe très importante pour l'équilibre de notre corps. Un excès d'oxydation cause un stress oxydatif et contribue au vieillissement accéléré de notre organisme. Mais, à la lumière de certaines études, briser un maillon de cette chaîne avec une dose élevée d'un supplément d'antioxydant pourrait aussi être néfaste pour notre santé. Par exemple, une étude a même montré que les doses élevées de bêta-carotène (possédant une action antioxydante reconnue) pouvaient augmenter les risques de cancer du poumon chez les fumeurs. Et il ne s'agit pas de la seule étude qui mène à une conclusion du genre. Il serait donc judicieux de compter sur une approche plus globale, comme nous venons de le décrire.

Les trucs qui facilitent un bon sommeil favorisent en fait une meilleure sécrétion de mélatonine, qui est un antioxydant important pour notre cerveau. L'activité physique est un puissant stimulant de nos systèmes antioxydants et une variété de végétaux dans notre alimentation favorisera une activation plus globale de nos systèmes de protection. Cette approche, économique et équilibrée, sera donc préférable aux suppléments pour optimiser le fonctionnement de notre corps en vue d'une longévité en bonne santé.

CHAPITRE 5

CIBLE 2 : L'INFLAMMATION

ÉTEIGNEZ LES FEUX

Qu'est-ce que l'inflammation et quel est son impact ?

Nous sommes victimes d'une bactérie qui entre dans notre peau. Celle-ci enfle, rougit, elle devient sensible... c'est l'inflammation qui s'active pour nous défendre et chasser les envahisseurs. L'inflammation est utile, pour tous les mammifères : elle contribue à la survie en participant au combat contre les infections ; elle est aussi impliquée dans la guérison des plaies, et dans bien d'autres fonctions. Cependant, une fois le travail terminé, le processus inflammatoire doit se résoudre, il doit s'éteindre.

Il arrive parfois, dans certains contextes, que le processus inflammatoire soit actif sans que nous le sachions. Il s'agit d'une inflammation subclinique, ce qui veut dire que nous ne la ressentons pas, mais elle est néanmoins détectable par des tests sanguins. Cette petite inflammation maintient notre corps en état de combat, causant avec les années une accumulation de dommages aux tissus et aux cellules (figure 6). Cet inutile combat, qui se déroule à notre insu, attire des globules blancs dans les tissus (la peau, les articulations, le cerveau...) Ainsi, notre corps doit fabriquer de nouveaux globules blancs de façon accélérée, ce qui, en plus, peut entraîner, avec les années, un épuisement de notre système immunitaire et le rendre moins efficace. Tout ce processus favorise le vieillissement prématuré du corps ainsi que du système immunitaire et entraîne (à long terme) de nombreuses conséquences sur notre santé.

"Cette petite inflammation maintient notre corps en état de combat, causant une accumulation de dommages aux tissus et aux cellules"

FIGURE 6
Impact de l'inflammation à long terme

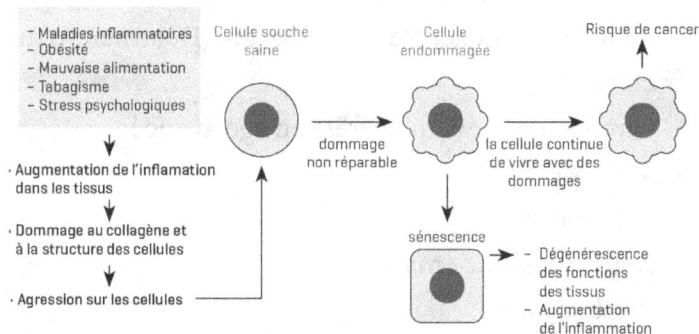

- Maladies inflammatoires
- Obésité
- Mauvaise alimentation
- Tabagisme
- Stress psychologiques

· Augmentation de l'inflamation dans les tissus

· Dommage au collagène et à la structure des cellules

· Agression sur les cellules

Cellule souche saine

Cellule endommagée

Risque de cancer

dommage non réparable

la cellule continue de vivre avec des dommages

sénescence

- Dégénérescence des fonctions des tissus
- Augmentation de l'inflammation

Quelles sont les conséquences de l'inflammation chronique sur notre santé ?

Cette petite inflammation, subie pendant plusieurs années (Aussi appelée inflammation chronique) peut endommager les cellules, détruire le collagène et fragiliser tous les tissus. Au niveau de la peau, elle peut favoriser un vieillissement accéléré ainsi que le développement de cancers, autant sur les parties exposées au soleil que sur celles non exposées. Au niveau du corps, en plus de contribuer au vieillissement prématuré, elle est impliquée dans le développement de plusieurs conditions et maladies dégénératives :

- Athérosclérose
- Maladies cardiovasculaires

- Dysfonction érectile
- Démences et maladie d'Alzheimer
- Maladie de Parkinson
- Vieillissement accéléré de la peau (Destruction du collagène)
- Sarcopénie et état plus frêle en âge avancé
- Arthrose
- Ostéoporose
- Dégénérescence maculaire
- Presbyacousie
- Fatigue

En plus d'endommager certains tissus, cette inflammation à bas bruit modifie le fonctionnement du cerveau. Certains chercheurs ont pu faire un lien entre la hausse des signes d'inflammation dans le sang et une baisse de performances psychomotrice et de la mémoire. L'inflammation chronique pourrait même diminuer la testostérone chez les hommes (alors que la testostérone contribue à diminuer l'inflammation!), provoquer une sensation de fatigue, rendre notre corps plus sensible à la douleur ainsi que favoriser la dépression (voir encadré). Avec toutes ces conséquences, non seulement sur le vieillissement de nos organes et sur les diverses maladies liées à l'âge, mais aussi sur la qualité de vie, identifier les causes de l'inflammation et savoir comment la contrer prend une importance significative.

"Certains chercheurs ont pu faire un lien entre la hausse des signes d'inflammation dans le sang et une baisse de performances psychomotrice et de la mémoire."

Pourquoi l'inflammation dans notre corps, même subclinique, fait-elle que l'on se sente déprimé ?

Nous avons vu que les mécanismes qui mènent au vieillissement accéléré ne causent pas de symptômes... Il existe cependant au moins une exception en ce qui concerne le lien entre l'état dépressif et l'inflammation. Pour comprendre l'origine de ces symptômes, il faut reculer dans l'histoire des mammifères. Il faut d'abord savoir qu'à travers l'évolution des mammifères et de l'être humain, la principale cause d'inflammation a toujours été les infections, puisque la réaction inflammatoire est essentielle pour combattre les infections. Quand nous avons un rhume ou une grippe, en plus d'avoir une toux, un nez qui coule ou un mal de gorge, nous nous sentons un peu moche, un peu déprimé. Se sentir déprimé pendant une infection nous force à limiter nos activités extérieures, ce qui permet de préserver notre énergie pour combattre l'infection. De plus, un sentiment dépressif favorise l'isolement social, ce qui prévient la contamination des congénères. Donc l'état dépressif engendré par l'inflammation aurait été pendant des milliers d'années un facteur de survie des individus et de l'espèce; d'ailleurs les chercheurs ont découvert un mécanisme dans le cerveau qui favorise un état dépressif dans les contextes d'inflammation. De nos jours, nous pouvons mieux traiter les infections, mais les diverses sources d'inflammation (comme l'obésité ou le psoriasis, par exemple), même si elles ne sont pas d'origine infectieuse, sont aussi des facteurs favorisant ces mêmes symptômes dépressifs. La compréhension de ce phénomène nous donne donc une raison supplémentaire d'intervenir pour diminuer l'inflammation qui sévit sournoisement dans notre corps.

Qu'est-ce qui cause l'inflammation subclinique?
Ne laissez pas les maladies inflammatoires sans traitement

Il existe plusieurs types de maladies inflammatoires qui touchent une partie ou une autre du corps ; mais certaines de celles-ci vont en plus contribuer à une inflammation globale de tout l'organisme. Par exemple, une inflammation dans la peau (comme chez les gens atteints de psoriasis), dans les articulations (comme l'arthrite rhumatoïde) ou même dans notre bouche (lors de gingivite) laisse des traces dans notre sang. Il est important de noter que ce n'est pas l'inflammation subclinique qui est à l'origine de ces maladies, mais que ce sont ces maladies qui engendrent de l'inflammation dans l'organisme. Même si l'inflammation est localisée à un organe ou un tissu, il est possible, par des prises de sang, de mesurer l'inflammation, et de constater que tout notre corps en subit les conséquences.

Un traitement efficace de ces maladies contribue donc non seulement à diminuer les symptômes de la maladie, mais aussi à diminuer les signes d'inflammation dans le sang, ainsi que les conséquences néfastes que nous venons d'énoncer au paragraphe précédent. Donc, si nous sommes touchés par une maladie inflammatoire chronique, nous avons tout avantage à rechercher un traitement efficace. Malheureusement, il n'y a pas que les infections et les maladies inflammatoires qui engendrent de l'inflammation : les chercheurs ont détecté des signes d'inflammation dans le sang dans d'autres contextes... parfois surprenants, comme nous le verrons.

L'obésité, une cause d'inflammation gérable.

Il est de plus en plus démontré qu'un indice de masse corporelle élevé favorise plusieurs problèmes de santé. L'accumulation de gras, autant à la surface du corps que dans les tissus comme les muscles ou le foie, entraîne plusieurs changements dans l'organisme et favorise entre autres l'inflammation chronique dans tout le corps. Cette inflammation chronique pourrait représenter le lien entre l'obésité et plusieurs problèmes de santé. Et pour compliquer la situation, cette petite inflammation subclinique semble contribuer au développement... de l'obésité. Inversement, il est clairement démontré que la perte de poids diminue les taux d'inflammation dans le sang. Atteindre et maintenir un poids santé devient donc un objectif essentiel pour maintenir le plus bas possible nos risques de maladies dégénératives et limiter le vieillissement prématuré.

''...il est clairement démontré que la perte de poids diminue les taux d'inflammation dans le sang.''

Quelques autres causes sournoises d'inflammation subcliniques

Depuis quelques années, des tests de laboratoire plus sensibles ont permis d'identifier d'autres causes d'inflammation qui entrave le bon fonctionnement de notre organisme. Parmi les autres facteurs causant une augmentation de l'inflammation dans notre sang et notre corps, notons le tabagisme, les repas trop riches en sucre, en sel ou en gras saturés, le manque de sommeil ainsi que les stress psychologiques. Il est d'ailleurs démontré que les personnes ayant subi des mauvais traitements pendant leur enfance ont tendance à conserver un état plus inflammatoire dans le corps pendant l'âge adulte. Finalement, de façon graduelle, avec l'âge, le niveau d'inflammation dans le corps a tendance à s'élever.

Alors, arrêtons-nous à quelques mesures simples pouvant aider à contrer ce phénomène insidieux. Cela contribuera non seulement à ralentir le vieillissement prématuré et retarder les maladies qui y sont associées, mais pourrait aussi, comme nous l'avons vu, avoir un impact réel sur l'état de bien-être psychologique.

Outils pour contrer l'inflammation subclinique
Outil 4 : Viser et maintenir un poids santé.

Nous l'avons mentionné plus haut, l'accumulation de graisse génère de l'inflammation dans tout notre corps. La correction du surpoids devient donc un objectif important pour limiter le vieillissement inutile de notre corps. Pour atteindre cet objectif, être accompagné par les spécialistes peut s'avérer un atout important ; cependant quelques moyens simples et parfois surprenants, mais qui ont bien été étudiés, peuvent être appliqués dès maintenant.

Petits trucs pour favoriser le maintien d'un poids santé

- Intégrer l'activité physique à sa routine
- Eviter de rester sédentaire (ce qui est différent de ''faire de l'activité physique'')

- Respecter les apports caloriques recommandés
- Couper complètement les boissons sucrées
- Favoriser les aliments solides, la mastication contribuant à supprime l'appétit.
- Prendre un petit déjeuner riche en protéines
- Avoir une alimentation riche en fibres
- Ajouter des herbes et des épices pour favoriser la sensation de satiété
- Éviter les collations tardives (en soirée)
- S'assurer d'un bon sommeil
- S'exposer à une bonne luminosité dès le matin
- Utiliser de plus petites assiettes
- Entretenir une bonne flore intestinale

Outil 5. Les fruits et légumes foncés

Les multiples pigments que les plantes nous offrent agrémentent nos promenades dans la nature et envoient des signaux à plusieurs insectes et animaux. Un de ces pigments, qu'on appelle anthocyanoside, a fait l'objet de nombreuses études dans le domaine de la santé. Les anthocyanosides donnent aux fruits et aux légumes une couleur allant du rouge au bleu, en passant par le violet. Des études sur des animaux, de même que des études sur des humains, ont démontré que cette famille de pigment possédait des effets anti-inflammatoires. Mais, fait encore plus intéressant, deux études effectuées auprès d'un groupe de près de 2000 femmes de 18 à 76 ans ont clairement montré que la consommation de végétaux contenant des anthocyanosides – des fruits et légumes qui arborent des tons de rouge, bleu ou violet – était associée à une diminution des signes d'inflammation dans le sang. Le tableau suivant offre une liste d'aliments riches en anthocianosides... nous avons le choix! De plus, le thé, le café et le cacao, l'ail, le curcuma et le gingembre offrent aussi un bénéfice anti-inflammatoire... décidément, beaucoup bon choix!

Aliments riches en anthocyanosides

Açai, Aronia, Bleuets, Canneberges, Cassis, Cerises, Chou rouge, Fèves noires, Fraises, Framboises, Mais bleu, Mures, Oranges sanguines, Prunes noires, Raisins rouges, sureau

Outil 6. Cultiver les bonnes bactéries

Flore intestinale, *flore cutanée*, *microbiome* sont des termes qui lentement s'intègrent dans notre vocabulaire pour décrire les bactéries qui vivent sur notre corps. On ne fait que commencer à découvrir l'impact bénéfique (ou nocif) de certains types bactéries présentes sur notre corps (peau, bouche, système digestif...) La flore intestinale (surtout du gros intestin) est la mieux étudiée, et nous ne connaissons que la pointe de l'iceberg. Notre flore intestinale est composée de milliards de bactéries. Ces bactéries interagissent avec notre système digestif, notre système immunitaire et d'autres éléments de notre corps et elles peuvent réellement en influencer leur fonctionnement. Une flore variée ne permet pas seulement de mieux résister aux changements intestinaux induits par les antibiotiques, elle pourrait aussi avoir un effet bénéfique dans le contrôle de l'obésité, sur le système immunitaire, sur le cerveau ainsi que pour les risques d'allergie, d'asthme et d'eczéma.

Les bénéfices se font donc sentir jusqu'en surface... une flore intestinale saine, entre autres par son action sur l'inflammation, peut même contribuer à maintenir notre peau en bon état. Certains probiotiques (par exemple, *Lactobacilus johnsonii*) contribuent à rendre la peau plus tolérante au soleil. D'autres (par exemple, *Lactobacillus rueteri*) diminuent l'inflammation de la peau des souris et lui donnent un aspect plus jeune.

"une flore intestinale saine, entre autres par son action sur l'inflammation, peut même contribuer à maintenir notre peau en bon état."

En ce qui concerne l'inflammation subclinique, l'effet bénéfique d'une bonne flore intestinale est indéniable. Il a même été démontré que l'influence de la flore intestinale sur l'inflammation se manifeste dès l'âge de 2 ans, et probablement même avant. Particulièrement, certaines souches de probiotiques possèdent un effet anti-inflammatoire, par exemple, *Bifidobacterium breve*, *Lactobacillus casei*, *Lactobacillus helveticus*, *Lactobacillus rhamnosus* et *Lactobacillus salivarius*. Les probiotiques ne sont qu'une partie de l'équation, car la prise de ces suppléments de bactéries n'apporte qu'un bénéfice temporaire quant à l'inflammation. Or le maintien à long terme d'une bonne flore demeure primordial... Vous avez entendu parler des prébiotiques ?

Pour le maintien d'une bonne flore, il faut nourrir les « bonnes » bactéries avec ce que l'on appelle des prébiotiques. Par exemple, une diète riche en fibres solubles (ail, oignons, céréales entières, légumineuses, noix, bananes), en grains entiers et en polyphénols (que l'on retrouve dans plusieurs plantes) contribue à favoriser la croissance de bonnes bactéries. De plus, certaines habitudes comme l'activité physique et le maintien d'un poids santé aident à instaurer une flore plus riche et plus saine pour notre corps. D'un autre côté, le tabagisme, la sédentarité, des heures de sommeil trop irrégulières, la consommation de gras saturés, la prise d'antibiotiques ou de certains médicaments pour contrôler l'acidité gastrique peuvent entraîner un effet néfaste sur la flore intestinale et aussi sur le fonctionnement de tout notre corps.

Nous ne pouvons pas vivre sans ces bactéries dans notre corps ; elles contribuent à la digestion, à la fabrication de vitamines, à la défense contre les infections et bien plus. Alors, pour continuer à vivre, ces bactéries ont tout avantage à ce que l'on vive longtemps... et de notre côté, pour vivre en santé, nous avons avantage à entretenir une bonne flore bactérienne... c'est une situation gagnant-gagnant !

Outil 7. Un petit truc simple en passant !

Même si nous n'élaborerons pas sur ce sujet, sachez que les liens entre les stress psychologiques et les mécanismes qui mènent au vieillissement prématuré sont bien établis et que plusieurs approches s'offrent à nous. Parfois, une démarche auprès d'un psychologue peut permettre un travail plus en profondeur ; parfois des moyens comme la méditation ou la « pleine conscience » peuvent nous aider à mieux gérer le stress psychologique et améliorer notre bien-être. Mais de façon surprenante, un petit outil simple, la façon de respirer, peut non seulement aider à contrer les réactions que le stress psychologique crée dans notre corps, mais aussi à atténuer l'inflammation subclinique, et à diminuer le stress oxydatif dans nos cellules ! Une respiration diaphragmatique (par le ventre) à un rythme d'environ 6 respirations par minute pendant 15 minutes, active le système parasympathique (une portion du système nerveux qui possède un effet calmant) et contribue à apaiser les réflexes de stress de notre organisme. L'activation de ce système réussit à freiner l'inflammation par divers mécanismes, dont une action directe sur certains globules blancs, et apporte un bénéfice antioxydant dans certains de nos organes. Simple et efficace !

"un petit outil simple, la façon de respirer, peut aussi aider à contrer les réactions que le stress psychologique crée dans notre corps, atténuer l'inflammation subclinique"

Outil 8. Les acides gras oméga-3, la touche finale

Sur les étagères de suppléments alimentaires, les suppléments d'acides gras oméga-3 occupent souvent une large place ; sur les étiquettes, on peut lire « aident à la santé cardiovasculaire », « aide au fonctionnement du cerveau ». Dans la littérature, on leur reconnaît de nombreux autres bénéfices. Les acides gras oméga-3, principalement ceux de source marine (AEP [acide eicosapentaénoïque] et ADH [acide docosahexaénoïque]) possèdent plusieurs actions. Un des apports importants pour la santé passe par leur influence sur l'inflammation. De façon générale, la consommation d'acides gras de type oméga-3 favoriserait non seulement une diminution de l'inflammation, mais, en plus, la *résolution* du processus inflammatoire.

On reconnaît maintenant en médecine que l'inflammation ne se calme pas d'elle-même, mais qu'elle se réduit par un processus de résolution actif qui implique la présence d'acides gras oméga-3 dans nos cellules. Il semble aussi que ce processus de résolution de l'inflammation a tendance à moins bien fonctionner avec l'âge. Nous aurons donc de nombreux bénéfices à intégrer les poissons (environ 2 portions par semaine) ou une bonne supplémentation d'acides gras oméga-3 (quelques fois par semaine) pour aider à la résolution de l'inflammation.

Alors...

L'inflammation subclinique s'établit de plus en plus comme un moteur de vieillissement. Plusieurs articles scientifiques utilisent déjà un terme pour désigner ce phénomène : *inflammaging*. Ce processus peut être contré par certains gestes simples. Ne laissez donc pas l'inflammation consumer votre corps et déprimer vos journées... éteignez les feux !

CHAPITRE 6

CIBLE 3 : LA GLYCATION

NE VOUS LAISSEZ PAS CUIRE VIVANT !

———

Qu'est-ce que la glycation ?

Vous faites griller une pièce de viande jusqu'à ce qu'elle soit bien dorée et prenne ce goût qui ravira vos invités. La chaleur fait réagir les sucres et les protéines qui sont contenus dans la viande, le goût change et la texture devient moins souple parce que des liens se sont tissés à travers la pièce de viande : les protéines se sont attachées aux sucres. Cette réaction, qui attache et fige les différentes parties de la pièce de viande, s'appelle la *glycation*, et mène à la formation de produits terminaux de glycation. Cette même réaction de glycation peut aussi se produire... à l'intérieur de notre corps ! Cette réaction engendre des problèmes de fonctionnement et est responsable d'un *vieillissement inutile* des cellules de notre corps.

Mais rassurez-vous, vous n'êtes pas cuits... Il y a des solutions ! Nous nous arrêterons d'abord à la formation de la glycation dans le corps et nous expliquerons comment contrer cette réaction. Nous verrons aussi quel est l'impact de la consommation d'aliments contenant des produits terminaux de glycation ainsi que quelques trucs simples pour diminuer l'impact de ce phénomène.

Comment se forme la glycation dans le corps ?

D'abord, contrairement à ce qui se passe lors de la cuisson d'une pièce de viande, le processus de glycation (qui finit par attacher les protéines avec sucres qui se trouvent dans nos cellules et dans nos tissus) se produit plutôt lentement dans notre organisme, sur quelques semaines à quelques mois. C'est le taux de sucre dans notre sang qui est le moteur de la formation de ces produits toxiques à l'intérieur de notre corps. Si le taux de sucre monte à l'occasion de façon importante ou si le taux de sucre est souvent élevé, la glycation progresse plus rapidement. Prenons l'exemple de ce qui se passe dans les globules rouges. Chez les gens diabétiques, le médecin peut mesurer, dans le sang, le taux d'hémoglobine glyquée (une hémoglobine qui a subi la glycation par la hausse du taux de sucre).

Plus le taux de sucre a été souvent élevé, et plus il l'a été de façon importante, plus l'hémoglobine est devenue glyquée. Par contre, après quelques semaines de bon contrôle du taux de sucre, les nouveaux globules rouges seront moins glyqués, ils se seront normalisés. Bien que la glycation du corps soit plus importante chez les gens qui ont un mauvais contrôle de leurs taux de sucre (comme les diabétiques), même les gens non-diabétiques peuvent en être victimes. Ceci, comme nous le verrons, souligne l'importance, pour tous, de diminuer la consommation d'aliments qui font monter le taux de sucre.

Il n'y a pas que les globules rouges qui peuvent être glyqués : toutes les cellules de notre corps, notre collagène et même nos ongles peuvent subir ce sort. Mais quand le taux de sucre demeure bas, les nouvelles cellules ainsi que le nouveau collagène (certaines fibres de collagène peuvent prendre jusqu'à 10 à 15 ans pour de renouveler !) qui sont fabriqués ne seront plus affligés par cette condition. Voilà donc une bonne nouvelle : nous pouvons diminuer les produits terminaux de glycation dans notre corps. Mais voyons un peu quelles sont les conséquences tangibles de la glycation.

Quel est l'impact de la glycation dans notre corps ?

Tous les tissus de notre corps peuvent être victimes de

la glycation. Regardons d'abord ce qui se passe dans la peau (figure 7). Tout notre épiderme et notre derme peuvent subir la glycation, mais la peau exposée au soleil, la peau des diabétiques ainsi que la peau des fumeurs est affectée de façon plus importante. Les sucres et les protéines s'étant « attachés » ensemble, la peau perd de son élasticité, son niveau d'inflammation est plus élevé, les antioxydants naturels de la peau (et du corps) deviennent moins efficaces, notre peau guérit plus lentement et devient plus sensible aux dommages solaires. La glycation peut entraîner une sénescence accélérée de nos cellules, autant dans le derme que dans l'épiderme. Ces hausses de taux de sucre dans notre corps, qui semblent bien banales, entrainent donc beaucoup de problèmes de fonctionnement dans nos tissus... Et Il n'y a pas que la peau qui soit touchée par la glycation : ces changements que nous venons de décrire s'observent aussi dans les autres organes de notre corps. Voici quelques exemples de l'impact de la glycation sur la santé.

FIGURE 7
Impact de la glycation

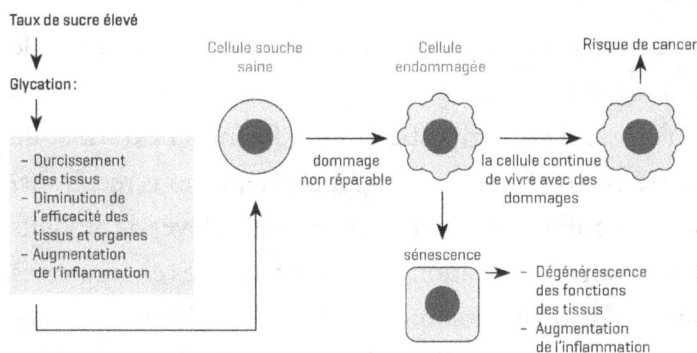

Taux de sucre élevé
↓
Glycation :
↓

- Durcissement des tissus
- Diminution de l'efficacité des tissus et organes
- Augmentation de l'inflammation

Cellule souche saine → dommage non réparable → Cellule endommagée → la cellule continue de vivre avec des dommages → Risque de cancer

sénescence → - Dégénérescence des fonctions des tissus - Augmentation de l'inflammation

Dans le reste du corps, la glycation peut contribuer :

- à durcir des vaisseaux sanguins ;
- à causer des cataractes et la dégénérescence maculaire ;
- à entraver le fonctionnement du système reproducteur de la femme ;
- à diminuer la force musculaire et les performances physiques ;
- à l'augmentation du risque de fracture osseuse ;
- à la fragilisation des cartilages et des disques entre les vertèbres ;
- à la diminution de la filtration des reins ;
- à entraver le fonctionnement des systèmes antioxydants et du système de nettoyage des cellules. (Nous reviendrons au système de nettoyage au chapitre 8.)

Quel est l'impact des produits terminaux de glycation qui viennent de l'extérieur du corps ?

Nous venons de voir que la glycation qui se produit dans le corps entraîne des effets néfastes pour notre santé, mais qu'en est-il de la glycation qui se forme à l'extérieur de notre corps et que nous ingérons ou que nous respirons ? Certains aliments contiennent des taux élevés de produits terminaux de glycation : ce sont surtout les charcuteries, les viandes et les gras qui ont été grillés, rôtis ou frits. Les aliments crus, bouillis, mijotés ou cuits à la vapeur en contiennent relativement peu. Par ailleurs, la fumée de cigarette contient aussi beaucoup de ce type de produits.

Lorsque nous ingérons ou inspirons ces substances, une portion est absorbée dans le sang et leur effet toxique se fait sentir dans tout le corps. Globalement, leur principal impact est l'augmentation de l'inflammation et l'augmentation du stress oxydatif dans les tissus... nos deux premières cibles ! Inversement, les études montrent que si l'on diminue la consommation d'aliments riches en en produits terminaux de glycation (viandes grillées, charcuteries), on peut observer, par des tests de laboratoire une diminution des marqueurs d'inflammation dans le sang. L'impact est réel et il est mesurable.

Outils de protection contre la glycation

Outil +. La règle d'or : éviter de faire monter notre taux de sucre

Puisque la hausse du taux de sucre est le principal facteur favorisant la glycation dans notre organisme, éviter les hausses de taux de sucre dans le sang doit être un objectif essentiel. Bien sûr, chez les diabétiques, un bon contrôle du taux de sucre est primordial ; mais même chez les gens qui ne sont pas diabétiques, la consommation de boissons sucrées ou de produits contenant des sucres raffinés (ex. : glucose, fructose) devrait être limitée le plus possible. Il est aussi bien démontré que de favoriser les aliments complets ainsi qu'intégrer des fibres et des légumineuses dans la diète aide aussi au contrôle du taux de sucre. Le choix de nos aliments n'est pas le seul joueur sur lequel nous pouvons compter : éviter de rester sédentaire s'avère bénéfique. Une marche rapide de 15 minutes après les repas et même une petite marche de 2 minutes toutes les 20 minutes aident à faire en sorte que le taux de sucre ne s'élève pas trop. Ces habitudes apporteront de réels bénéfices pour notre corps ; par exemple, l'adoption d'habitudes alimentaires favorisant un bon contrôle du taux de sucre permet en seulement 4 mois de diminuer d'environ 25 % la quantité de collagène glyqué. Le contrôle du taux de sucre représente la stratégie de base pour diminuer la formation de produits de glycation, mais d'autres ingrédients peuvent apporter leur contribution.

Outil 9. Le vinaigre à la rescousse

Le vinaigre peut jouer plusieurs rôles dans la cuisine, mais la science reconnaît au moins deux bénéfices au vinaigre dans le domaine de la santé. D'abord, l'ajout de vinaigre (ou de jus de citron) aux aliments avant la cuisson diminuerait la formation de produits de glycation. Rappelons-nous que glycation des aliments favorise l'inflammation dans l'organisme. La marinade n'apporte donc pas qu'un bénéfice au niveau du goût, elle présente un impact réel sur la santé. Ensuite, des études ont montré que le vinaigre pouvait réduire la hausse du taux de sucre et de l'insuline chez les humains, qu'ils soient diabétiques ou non. Une petite quantité de vinaigre (10 millilitres, 2 cuillerées à thé), même sous forme d'une vinaigrette ajoutée à une salade, semble avoir des bénéfices sur les hausses de taux de sucre qui se produisent après les repas.

Outil 10. Sortez les épices et les fines herbes de l'armoire

Les épices et les herbes culinaires possèdent des effets antioxydants pour certains et anti-inflammatoires pour d'autres. Mais en plus, de nombreuses études ont montré qu'elles possèdent des effets pour contrer les réactions de glycation (voir tableau). L'ajout d'épices avant la cuisson apporte aussi des bénéfices supplémentaires et diminue la formation de certains autres produits toxiques. Une étude a comparé une boulette de hamburger assaisonnée avec un mélange d'herbes et d'épices avec une boulette non assaisonnée, résultat : les boulettes assaisonnées contenaient après cuisson moins de produits toxiques pour le code génétique et moins de produits favorisant la glycation dans le corps. Ainsi, la consommation d'aliments préalablement assaisonnés avec des herbes et des épices causait réellement moins de dommages au corps. Voilà une raison supplémentaire d'assaisonner nos plats : nos papilles ne seront pas les seules à en bénéficier. Par ailleurs, il n'y a pas que les herbes et les épices qui apportent ces bénéfices, d'autres plantes sont des agents antiglycation. Parmi celles-ci, citons l'ail et l'ail vieilli, les oignons, l'hibiscus ainsi que le thé vert.

Herbes et épices ayant montré des effets antiglycation

- Basilic
- Cannelle
- Clou de girofle
- Graines de coriandre
- Cumin
- Curcuma
- Estragon
- Gingembre
- Marjolaine

- Origan
- Persil
- Piment de Jamaïque
- Allspice
- Poivre
- Romarin
- Sauge
- Thym

Alors...

La glycation entrave le bon fonctionnement de notre corps et augmente l'emprise des mécanismes favorisant le vieillissement accéléré (stress oxydatif, inflammation). Mais, bonne nouvelle, nous pouvons «perdre» des produits terminaux de la glycation avec les mois et les années. En intégrant certaines habitudes que nous venons de décrire, les organes de notre corps touchés par la glycation se verront libérés de ce poids et pourront reprendre un fonctionnement optimal. Vraiment, vous n'êtes pas cuits!

CHAPITRE 7

CIBLE 4 : LES TÉLOMÈRES

N'USEZ PAS VOTRE CODE GÉNÉTIQUE

———

Que sont les télomères ?

Pensez à une de vos paires de souliers. Imaginez que chaque fois que vous les enfiliez, vous coupiez un petit bout à chaque extrémité des lacets ; ceux-ci deviendront de plus en plus courts, ils commenceront à s'effilocher, jusqu'à ce que vous ne puissiez plus les nouer. À ce moment, porter les souliers ne serait plus sécuritaire, il sera alors plus sage de les laisser au placard... et il en est de même pour les cellules !

Comme nous l'avons vu, chaque cellule contient des chromosomes, qui hébergent notre code génétique. Les télomères sont les bouts de chacun de nos chromosomes, un peu comme les bouts de nos lacets (figure 8). Ils contribuent à maintenir le code génétique stable et sont importants pour diminuer le risque de nos cellules d'évoluer vers un cancer. Chaque fois qu'une cellule se renouvelle, un petit bout de ces télomères, donc un petit bout de code génétique, est coupé à chaque extrémité des chromosomes. Ils raccourcissent donc chaque fois qu'une cellule se renouvelle ou qu'elle se divise. Quand ces télomères sont trop courts, après un certain nombre de renouvellements (plusieurs années), la cellule cesse de se multiplier et entre dans un processus de sénescence ; elle est « mise au rancart », ce qui permet, comme nous l'avons déjà mentionné, une certaine protection contre le cancer. Mais, nous l'avons vu aussi, cette protection contre le cancer a un prix, car l'accumulation de cellules sénescentes est un élément majeur dans le développement de maladies liées à l'âge, ainsi que dans le vieillissement de l'organisme. L'érosion des télomères se répercute donc sur notre santé.

FIGURE 8

Conséquences de télomères courts sur les cellules

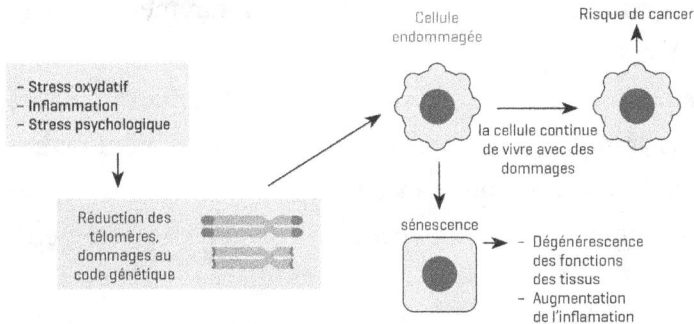

Cellule endommagée

Risque de cancer

- Stress oxydatif
- Inflammation
- Stress psychologique

la cellule continue de vivre avec des dommages

Réduction des télomères, dommages au code génétique

sénescence

- Dégénérescence des fonctions des tissus
- Augmentation de l'inflamation

Quels liens peut-on faire entre les télomères et la santé ?

De façon générale, la longueur des télomères semble refléter l'état de vieillissement du corps. Par exemple, à un âge avancé, les télomères des femmes sont en moyenne plus longs que ceux des hommes et l'espérance de vie des femmes est en général plus longue que celle des hommes. Certaines études semblent associer le potentiel d'années de vie en bonne santé et la longueur de nos télomères : plus nos télomères sont longs, plus nous aurions d'années en bonne santé devant nous. Plus spécifiquement, d'autres études semblent montrer que plus nos télomères sont longs, plus nous maintenons nos fonctions cognitives longtemps.

Inversement, les gens ayant de plus courts télomères

ont un risque accru de développer des cancers, d'être touchés par un infarctus, de contracter un rhume, de mourir d'infection ou de mourir prématurément. Les télomères sont aussi généralement plus courts chez les gens atteints de maladie chronique (maladies cardiovasculaires, résistance à l'insuline, démence, maladies pulmonaires obstructives chroniques). Alors voilà de bonnes raisons d'aller voir ce qui influence la longueur de nos télomères.

Qu'est-ce qui favorise les télomères courts ?

D'abord, comme nous pouvons l'anticiper, le stress oxydatif et l'inflammation favorisent une érosion accélérée des télomères. Par exemple, l'inflammation chronique, qui nécessite la fabrication d'un plus grand nombre de globules blancs, force les cellules souches de notre système immunitaire à se renouveler plus souvent, ce qui cause un raccourcissement accéléré de leurs télomères et un vieillissement prématuré du système immunitaire. Parmi les autres facteurs qui ont été identifiés dans la littérature médicale et qui peuvent causer le raccourcissement des télomères, notons le tabagisme, l'obésité et, pour les cellules de la peau, les ultraviolets. D'autres études montrent que les zones de peau exposées au soleil présentent des télomères plus courts que la peau non exposée. Pour ce qui est des aliments, les gens qui consomment beaucoup de boissons sucrées ou de charcuteries présentent aussi les télomères plus courts. Il s'agit donc ici des mêmes facteurs que nous avons identifiés dans les sections sur le stress oxydatif et sur l'inflammation.

"La vie intra-utérine et l'enfance sont donc des déterminants importants de la longueur des télomères et cet impact se fera sentir pendant toute la vie de la personne"

Il est intéressant de noter que des études montrent que les gens ayant vécu des stress psychologiques, une dépression chronique ou une anxiété prolongée, ou qui sont hostiles ou pessimistes ont les télomères plus courts : un tel état peut entraîner jusqu'à dix ans de vieillissement accéléré! Les mères qui ont des enfants avec des maladies graves peuvent avoir des marqueurs de vieillissement du système de télomère 9 à 17 ans plus avancés. De plus, l'exposition aux stress pendant la vie intra-utérine entraîne des télomères plus courts chez ces individus lorsqu'ils sont devenus jeunes adultes. La vie intra-utérine et l'enfance sont donc des déterminants importants de la longueur des télomères et cet impact se fera sentir pendant toute la vie de la personne. Avec tous ces éléments qui usent nos télomères, serons-nous toute notre vie des victimes impuissantes de ce que nous avons vécu enfants?

Peut-on allonger les télomères ?

Voilà une question à laquelle plusieurs scientifiques ont tenté d'apporter une réponse, et pour cause! Nous l'avons vu, quand les télomères deviennent trop courts (après un certain nombre de renouvellements cellulaires ou à la suite de dommages au code génétique), la cellule devient sénescente et cesse de se renouveler. Alors, pourquoi les cellules cancéreuses se renouvellent-elles sans arrêt? Auraient-elles un secret particulier? En comparant les cellules de certains cancers et des cellules non cancéreuses, par exemple les cancers de la peau à celle d'une peau saine, on peut détecter que ces cellules utilisent souvent un système d'allongement des télomères, la télomérase. La télomérase est un système dans les cellules qui permet d'ajouter des bouts d'ADN (d'allonger les lacets de souliers) pour en ralentir le raccourcissement. Cela permet un maintien de la longueur des télomères, et ainsi d'échapper ou de retarder la sénescence ou la mort de la cellule. Plusieurs autres types de cancer font de même. Mais qu'en est-il des cellules saines, celles qui ne sont pas cancéreuses? Peuvent-elles bénéficier de la télomérase?

L'ancienne notion qui soutient que les télomères de nos cellules ne font que raccourcir est maintenant confrontée par de nouvelles études qui montrent que ce raccourcissement peut être freiné (et même, possiblement, que les télomères peuvent être allongés) par l'activation de la télomérase dans les cellules souches, ce qui permet aux cellules de profiter d'une plus longue vie. Mais est-ce que l'activité de la télomérase se répercute de façon réelle et mesurable sur notre santé ? Il semble que oui ! De petites études récentes montrent qu'une bonne activité de la télomérase serait associée à un risque plus faible de développer certains cancers et protégerait nos neurones contre les dommages du stress oxydatif. Pour ce qui est de la peau, la télomérase est plus active dans l'épiderme et le derme des non-fumeurs que dans la peau des fumeurs (il est bien établi que le tabagisme est un facteur favorisant le vieillissement accéléré de la peau). Une autre étude a montré que la réactivation de la télomérase permet à la peau âgée de se remettre à se comporter comme une peau plus jeune, et ce, sans augmentation de risque de cancer. Donc, bien que les études sur la télomérase soient relativement nouvelles, un lien bénéfique semble s'établir sur ce plan.

Outils +. Outils pour activer la télomérase

Voici donc quelques outils qui, selon certaines petites études, pourraient stimuler la télomérase. Notons entre autres la méditation, l'exercice physique, une diète riche en légumes, des dérivés de certaines plantes (ex. : extraits de ginko biloba, de racine d'astragale ou de curcuma), la restriction calorique (oui, nous y reviendrons) ainsi que le resvératrol (un polyphénol présent entre autres dans certains végétaux. Nous reviendrons aussi au resvératrol au chapitre suivant.)

Alors...

Bien que nous ne naissions pas et n'arrivions pas à l'âge adulte tous égaux quant à la longueur des télomères, l'entretien de ceux-ci semble une cible pertinente sur laquelle nous devons agir. Bien que les stratégies mentionnées ne se répercutent pas par un changement d'état à court terme, à plus long terme elles contribueraient à maintenir la bonne santé de nos cellules tout au long de notre vie.

CHAPITRE 8

CIBLE 5 : L'AUTOPHAGIE

NETTOYEZ VOS CELLULES

———

Qu'est-ce que l'autophagie et quel est son impact sur la santé ?

Vous faites le ménage dans vos armoires ou dans vos papiers ; vous vous débarrassez de ce qui n'est plus utile ou trop usé. Et voilà, tout semble moins lourd, et même tout semble mieux fonctionner. Depuis des générations, les humains tentent par toutes sortes d'approches de nettoyer le corps. Encore aujourd'hui, les compagnies veulent vous vendre toutes sortes de produits supposément détoxifiants ou dépuratifs. Mais savez-vous que notre corps possède un système de nettoyage et que son activation est… gratuite !

En fait, notre corps possède plusieurs systèmes de nettoyage. Un de ceux-ci, auquel nous nous attarderons, commence à être exploré par les scientifiques et ses impacts sur la santé et la longévité semblent majeurs : il s'agit de l'autophagie. L'autophagie est un système de « nettoyage » des cellules et de « recyclage » des protéines et structures défectueuses qui s'accumulent à l'intérieur des cellules. Ce système s'active généralement quand les cellules manquent d'énergie et de matière première, quand elles manquent de ''nourriture''. En période de pénurie, ce processus permet de détruire et de récupérer les « déchets » qui se sont accumulés à l'intérieur des cellules, ces déchets sont ainsi recyclés et réutilisés par l'organisme.

En conséquence, l'autophagie empêche l'accumulation des graisses, nettoie et protège les cellules endommagées, active des mécanismes antioxydants et anti-inflammatoires. Ce processus permet à la cellule de mieux fonctionner, mais, chose intéressante, il retarde aussi la sénescence cellulaire et, ainsi, prolonge la survie des cellules. Et ce n'est pas sans raison que le chercheur jaopnais Yoshinori Ohsumi a reçu le prix nobel de médecine 2016 pour ses travaux sur l'autophagie, car pour plusieurs spécialistes, l'activation de l'autophagie est un ingrédient essentiel à la longévité en bonne santé.

Quel est l'impact d'une autophagie insuffisante ?

Nous avons vu que certaines cellules se renouvellent, mais que, d'autre part, d'autres types de cellules sont les mêmes depuis notre naissance. Ce genre de cellule, qui ne se renouvellent pas et qui sont les mêmes depuis notre naissance, sont particulièrement sensibles à l'accumulation de « déchets » (ces déchets peuvent être, entre autres, des protéines mal formées ou des systèmes d'énergie défectueux...). Quand les déchets s'accumulent à l'intérieur des cellules, elles commencent à mal fonctionner, et comme nous le verrons plus loin, c'est la base de certaines maladies. Notre système nerveux est constitué de ce type de cellules : le bon fonctionnement et la bonne santé de notre cerveau sont donc fortement dépendants d'une autophagie efficace. Mais l'autophagie a un impact beaucoup plus large, elle est aussi d'une importance capitale pour garder la capacité de nos cellules souches, ces cellules qui se renouvellent, à régénérer des tissus et des organes en santé.

Cependant, l'activité du système d'autophagie tend à diminuer avec l'âge. Dans le derme par exemple, avec l'âge, la baisse de l'activité de l'autophagie contribue à la fragilisation de la peau. Tout comme la peau, le reste du corps est aussi victime de ce ralentissement dû à l'âge. Avec les années, si les déchets cellulaires ne sont pas nettoyés, le corps s'expose, entre autres, à certaines maladies neurodégénératives (par exemple, la maladie de Parkinson ou d'Alzheimer...). Il n'y a pas que le système nerveux qui peut être touché. Un système de nettoyage cellulaire moins efficace favoriserait aussi d'autres conditions et maladies, dont:

- une moins bonne résistance au soleil
- l'athérosclérose
- les maladies cardiovasculaires
- certaines maladies pulmonaires
- certaines maladies rhumatologiques
- certains cancers
- la perte musculaire liée à l'âge
- l'accumulation de gras dans le foie

Outils pour activer l'autophagie

Dans nos sociétés industrialisées, l'accessibilité constante à la nourriture nous permet et même nous encourage à répondre constamment à la sensation de faim. Un petit tour dans le frigo, un arrêt au service à l'auto, voilà cette sensation apaisée. C'est ce que la publicité nous propose. Malheureusement, tout cela empêche notre corps d'activer certains mécanismes essentiels au maintien de notre santé à long terme, dont l'autophagie. De plus, puisque le processus d'autophagie a tendance à décliner avec l'âge, il devient donc important de forcer l'activation de ce système. Voyons comment y arriver.

Outil 11. Manquer de calories de temps en temps

Comment faire pour activer notre système de nettoyage? Selon les études, réduire l'apport calorique ou jeûner est *la* façon d'activer le système de nettoyage des cellules. Comme nous l'avons mentionné plus tôt, dans un contexte de manque d'énergie, les cellules sont forcées d'utiliser les déchets qu'elles ont accumulés pour les recycler. Le ménage se fait donc à l'intérieur, ce qui favorise un meilleur fonctionnement des cellules. Dans les études chez les animaux, ce système est classiquement induit dans le foie, le cerveau et dans les cellules d'autres tissus, par une restriction calorique à long terme (10 % à 30 % de réduction) ou avec des jeûnes de 24-48 heures. De façon plus concrète, d'autres études ont montré que les singes qui avaient bénéficié d'une restriction calorique développaient moins de maladies dégénératives liées à l'âge et même conservaient une peau d'apparence plus jeune. Mais pour nous, quelle est la meilleure façon, simple et sécuritaire (sans causer de carences, ni sombrer dans les troubles alimentaires comme l'anorexie), de faire profiter notre corps d'un manque de calories ? Voici quelques suggestions :

- Manger peu de façon générale, au quotidien, pendant toute notre vie. Il devient alors difficile d'éviter les carences nutritionnelles, et dans ce contexte il est préférable de consulter des spécialistes de la nutrition reconnus.
- Jeûner 24 heures 1 fois par semaine, ou toutes les 2 semaines.
- Réduire son apport calorique de 75 % 2 jours par semaine.
- Choisir à l'occasion (environ 5 jours par mois) de ne pas déjeuner pour enfiler au moins 16 à 18 heures consécutives sans manger.

Plusieurs approches ont été étudiées et toutes ces stratégies, qui passent par une restriction de l'apport calorique, semblent apporter un certain bénéfice. Mais puisque ce concept est relativement récent dans le domaine de la santé, davantage d'études sont nécessaires pour préciser la meilleure stratégie. Mais même avec les études disponibles actuellement, il n'y a aucun doute que d'intégrer des périodes de restriction calorique dans notre vie semble s'avérer un atout majeur pour le maintien de la santé à long terme.

Cependant, si vous décidez d'adopter une telle approche,

vous devriez en parler avec votre médecin, car cela pourrait être défavorable dans certains contextes, par exemple :

- si vous êtes diabétique.
- si vous êtes en période de récupération d'une maladie ou de chirurgie.
- si vous avez un indice de masse corporelle sous la normale.
- si vous êtes en période de croissance.
- si vous êtes enceinte, en période préconception ou si vous allaitez.
- si vous utilisez des médicaments qui nécessitent d'être pris avec de la nourriture.
- si vous voulez faire un jeûne de plus de 24 heures.

Bien que la restriction de l'apport calorique soit la façon classique d'activer l'autophagie, on peut se demander s'il existe d'autres façons d'activer ce système. Nous ne sommes pas les seuls à nous poser cette question ; les chercheurs s'y sont penchés, et ils ont trouvé des pistes...

Redonner une place au jeûne, ce n'est pas si difficile

Depuis des centaines d'années, les humains observent des périodes de jeûne pour diverses raisons, souvent religieuses ou philosophiques. Dans nos sociétés industrialisées, un apport régulier (et même constant) de nourriture est devenu la norme. Sauter un ou deux repas est même presque inquiétant. « Dr Minier, vous devriez prendre le temps de dîner, ce n'est pas bon sauter un repas ! » S'assurer que nos proches ne souffrent pas de la faim est un geste bienveillant. Mais, depuis quelques années, de plus en plus d'études montrent de nombreux bénéfices au jeûne.

Les bénéfices d'un jeûne occasionnel touchent d'abord les 5 cibles que nous avons établies. En plus d'activer l'autophagie, une restriction calorique active la télomérase, possède des effets bénéfiques antioxydants, anti-inflammatoires et antiglycation. Mais, en plus de toucher nos cibles, des études chez les animaux ont montré qu'une diminution de l'apport nous apporterait un bénéfice supplémentaire pour améliorer la santé des cellules souches ; elle aurait aussi un effet « sénolytique », entraînant ainsi une diminution du nombre de cellules sénescentes dans nos tissus (une étude chez des souris a montré que l'élimination périodique des cellules sénescentes du corps diminuait l'incidence et ralentirait la progression de maladies dégénératives liées à l'âge, nous y reviendrons dans les paragraphes suivants), et certains auteurs avancent même qu'une restriction calorique occasionnelle pourrait contribuer à détruire, lorsqu'elles en sont à leurs tout débuts, des cellules cancéreuses dans nos tissus. Les études sur de grandes populations humaines nécessiteront de nombreuses années, mais nous pouvons déjà conclure que des périodes de restrictions caloriques engendrent dans notre corps de nombreux changements bénéfiques. Voilà donc beaucoup d'arguments pour intégrer (lentement et harmonieusement!) cette habitude.

Le jeûne ne doit pas être considéré comme une pénitence. Il ne doit pas non plus être pénible. Il doit s'intégrer à la vie quotidienne avec simplicité, comme un processus actif de maintien de la santé. Bien que la durée optimale pour tirer le maximum d'une restriction calorique ne soit pas encore établie, des bénéfices peuvent se faire sentir à partir de 18 heures de jeûne. Alors que nous pouvons ressentir quelques inconforts lors des premiers essais, le corps s'habitue facilement et ces sensations finissent par ne plus se manifester. Commencer par des journées ou l'on mange quelques aliments faibles en calories et à faible index glycémique (par exemple, céleri, brocoli, chou-fleur) peut permettre de calmer quelques inconforts et de s'habituer graduellement. Cela aura probablement peu d'impact sur le changement de fonctionnement du corps induit par la restriction calorique. Vous verrez qu'après quelques essais, un jeûne de 24 heures, ce n'est pas si difficile : on se sent même plutôt... allégé!

Outil 12. Le resvératrol en tête de liste

Bien que la restriction calorique occasionnelle représente un excellent moyen de prendre soin de sa santé et d'activer les systèmes de nettoyage, l'intégration au quotidien de cette habitude n'est pas toujours facile à appliquer. Certains chercheurs ont donc tenté d'identifier d'autres moyens d'activer le système d'autophagie. Résultat: certains extraits de plantes se sont révélés efficaces sur ce plan, avec en haut du palmarès, le mieux étudié, le resvératrol.

En effet, la substance la plus connue qui peut activer le système de nettoyage des cellules est effectivement le resvératrol. Les études, qui n'ont pas seulement été faites *in vitro*, mais aussi chez les animaux, ont montré que sa consommation active l'autophagie et en prolonge la survie des cellules. Certains auteurs suggèrent même que l'effet se ferait sentir à des doses accessibles par l'alimentation.

Aliments particulièrement riches en resvératrol

- Airelles rouges
- Arachides
- Canneberges
- Fraises
- Cassis
- Pistaches
- Vin rouge

Le resvératrol n'est pas la seule substance que la nature nous offre pour aider à faire le ménage dans nos cellules. Une autre molécule bien identifiée pour mettre en action ce système est la spermidine (voir à la page suivante pour une liste d'aliments riches en spermidine). La spermidine a, elle aussi, fait l'objet d'études chez les animaux et sa consommation permet d'activer les systèmes de nettoyage des cellules, et permet aux animaux de vivre plus longtemps. De plus, la combinaison de resvératrol et de spermidine est synergique (c'est-à-dire que lorsqu'ils sont utilisés ensemble, une plus petite quantité de chacun permet une activation de l'autophagie) ; puisqu'ils ont deux modes d'action différents, ils se complémentent sur ce plan. Une autre substance mieux connue, la curcumine (présente dans le curcuma) agit de façon semblable à la spermidine pour activer l'autophagie, et représente en théorie une bonne association au resvératrol.

Aliments particulièrement riches en spermidine

- Fromage vieilli
- Champignons
- Germe de blé
- Graines de soya séchées
- Son de riz
- Maïs
- Pois verts

Puisque ces substances ne sont pas facilement absorbées par le corps et que les quantités nécessaires pour activer l'autophagie ne sont pas encore bien établies, voici un petit truc pour maximiser l'absorption du resvératrol et de la curcumine. La pipérine, présente dans le poivre, augmente de 20 fois l'absorption de la curcumine et de 15 fois celle du resvératrol. Il semble que 10 à 15 mg de pipérine (correspondant à environ ¼ de cuillerée à café de poivre noir fraîchement moulu) par jour suffise pour bénéficier de cet effet. (*NOTE : La pipérine augmente aussi l'absorption d'autres substances, il est préférable d'en parler à votre médecin ou pharmacien surtout si vous prenez des médicaments.*)

Outils +. D'autres petits trucs

Bien que les ingrédients que nous venons de décrire (resvératrol, spermidine, curcumine) se retrouvent parmi les activateurs de l'autophagie les mieux étudiés, ils ne sont pas les seuls. Avec de nouvelles méthodes pour visualiser l'autophagie dans le corps, d'autres substances activatrices d'autophagie commencent à être identifiées. D'abord, le café s'avérerait aussi un déclencheur du système de nettoyage des cellules ; quatre heures après l'ingestion de café (régulier ou décaféiné), l'autophagie est activée dans le foie, les muscles et le cœur. Par ailleurs, le thé vert et l'effort physique sembleraient faire de même. Finalement, la consommation d'acides gras oméga-3 serait un facilitateur pour activer l'autophagie.

''**Des études ont montrées que l'élimination des cellules sénescentes permet de rétablir une bonne fonction de nos vaisseaux sanguins ainsi que de rajeunir les fonctions des cellules souches de notre système immunitaire et de nos muscles.**''

Outil +. Mais ce n'est pas tout…

Les recherches effectuées ces dernières années ont permis de découvrir un nouveau mécanisme qui permet de ralentir, et même, jusqu'à un certain point, de renverser le vieillissement de nos tissus. Un mécanisme que l'on pourrait appeler ''sénolyse'' permet de détruire les cellules sénescentes qui s'accumulent dans les tissus avec l'âge. Comme nous l'avons mentionné au chapitre 3, la présence de cellules sénescentes entretient une inflammation dans les tissus ce qui continue à faire tourner le moteur du vieillissement accéléré. Des études ont montrées que l'élimination des cellules sénescentes permet de rétablir une bonne fonction de nos vaisseaux sanguins ainsi que de rajeunir les fonctions des cellules souches de notre système immunitaire et de nos muscles. Une autre étude a montré, de façon plus globale, que l'élimination de ces cellules repoussait l'apparition et stabilisait l'évolution des maladies liées à l'âge.

Avec de tels bénéfices, il est compréhensible que des compagnies pharmaceutiques travaillent sur ce mécanisme. Bien que la quercétine (un polyphénol présent entre autres dans le cacao, les câpres, le sureau noir, le clou de girofle, les oignons rouges, l'origan mexicain...) possède un effet sénolytique, il n'y a pas de posologie établie à cet effet. Ce champ d'étude n'étant qu'à ces débuts, la meilleure façon de bénéficier de l'effet sénolytique est probablement d'activer l'autophagie.

Alors...

Les connaissances sur l'autophagie s'accumulent et laissent entrevoir un avenir prometteur à l'activation de ce mécanisme. Les notions de nettoyage des cellules et d'élimination des cellules sénescentes sont relativement nouvelles dans le domaine de la santé et, dans les prochaines années, elles prendront sans doute une place de plus en plus importante. Bientôt, de nouveaux tests de laboratoire permettront de visualiser en temps réel l'activation de l'autophagie dans le corps humain et nous comprendrons mieux comment moduler ce système. Mais nous savons déjà que ce mécanisme de prévention des maladies liées à l'âge est d'importance majeure, il ne faut donc pas attendre la venue de ces tests pour passer à l'action.

CHAPITRE 9

RÉCAPITULATION DE LA STRATÉGIE : REFAIRE LE CASSE-TÊTE

Avant d'aller plus loin, prenons une pause pour consolider la compréhension de ce que nous avons discuté. Chaque action que nous posons, nous le faisons dans le but d'obtenir un bénéfice, et lecture de ce livre n'y fait pas exception. Nous constatons un problème majeur dans nos sociétés industrialisées, soit la détérioration de l'état de santé avec l'âge; mais de toute évidence, ce problème peut être évité. Les recherches et la sélection des articles scientifiques pour rédiger cet ouvrage furent effectués en fonction d'obtenir 3 bénéfices spécifiques pour nous éviter ce problème et éviter d'exposer la génération future au vieillissement inutile. Les bénéfices recherchés sont :

1. **Maintenir nos fonctions le plus longtemps possible**: Force musculaire, bon fonctionnement du système immunitaire, acuité visuelle, vivacité d'esprit, mémoire, fonctions sexuelles...
2. **Repousser l'apparition des maladies liées à l'âge :** Maladie d'Alzheimer, maladies cardiovasculaires, ostéoporose...
3. **Diminuer risques de cancer...** De façon globale.

Mais, comme nous l'avons vu, la santé de notre corps passe par le maintien du bon état de nos cellules. Les cibles et les outils décrits ont fait l'objet d'études scientifiques et ont chacun une place essentielle, comme chaque morceau d'un casse-tête, dans cette stratégie globale. L'atteinte des cibles que nous avons décrites et l'utilisation des outils présentés dans cet ouvrage permettront à notre corps d'avoir une action complète sur les étapes importantes qui contribuent à prévenir le vieillissement de nos cellules et de nos tissus. Ces étapes sont:

Étpe 1: Prévenir stress génotoxique et cytotoxique.

Comme dans bien des cas, la prévention demeure la pierre angulaire du maintien de notre santé à long terme.

Prévenir les dommages au code génétique (le stress géno-toxique) et aux composantes de nos cellules (le stress cytotoxique) représente donc la base. La plupart des cibles décrites dans cet ouvrage visent une action préventive : Contenir l'excès d'oxydation (Chapitre 4), contrer l'in-flammation chronique (Chapitre 5), éviter la glycation (chapitre 6) et préserver nos télomères (chapitre 7) sont nos principales cibles et les outils de prévention sont décrits à chacun de ces chapitres.

Étape 2: Réparer et nettoyer les structures des cellules.

Bien que l'on mette les chances de notre côté pour protéger nos cellules, l'environnement finit toujours par causer des dommages soit aux composantes des cellules ou au code génétique. La réparation de ces dommages et le nettoyage des structures non réparables revêt aussi une importance capitale pour le maintien de la santé et du bon fonctionnement de nos cellules.

D'abord, en cas de *dommage aux structures cellulaires,* les systèmes de réparation vont s'activer, mais nous en connaissons peu sur la façon de stimuler ces méca-nismes. Ces structures endommagées peuvent aussi être détruites et recyclées. Pour ce faire, comme nous l'avons vu (chapitre 8), l'activation de l'autophagie, qui est essentielle au maintien de la santé à long terme, sera l'arme de choix.

Ensuite, si la cellule subit des *dommages au code génétique*, les systèmes de réparation de l'ADN devront entrer en action. Ce processus est en tout temps important pour toutes les cellules de notre corps. Nous avons peu discuté de la réparation de l'ADN, mais certaines substances que l'on retrouve dans nos aliments ont montré leur potentiel pour activer le système de réparation du code génétique. Voici quelques aliments qui ont montré leur capacité à stimuler la réparation du code génétique de nos cellules: L'extrait de pépins de raisins, les polyphénols du thé vert, le miel, l'acide romarinique que l'on retrouve dans le romarin mais aussi dans le basilic, la mélisse, la sauge, le thym et la marjolaine entre autres.

Étape 3: Eliminer les cellules sénescentes

Finalement, malgré l'optimisation des mécanismes de prévention et de réparation, certaines cellules seront trop altérées et deviendront sénescentes. Comme nous l'avons vu précédemment, l'accumulation de cellules sénescentes favorise l'inflammation dans nos tissus. Leur élimination périodique a démontré des bénéfices pour repousser l'apparition et stabiliser l'évolution des maladies liées à l'âge et même renverser les dommages à certains tissus.

L'activation du processus ''sénolytique'' sera donc de mise, au moins de façon occasionnelle, pour maintenir notre corps jeune et en santé. (Chapitre 8).

Alors, les outils simples que nous avons décrits dans les chapitres précédents sont à utiliser tout au long de notre vie, dès le jeune âge. Ils nous permettront d'avoir une action directe sur nos cellules et les aideront à maintenir leur bon fonctionnement, ce qui favorisera un maintien de notre qualité de vie, et de celle de nos enfants, pendant de nombreuses années.

CHAPITRE 10

SPÉCIAL DERMATOLOGUE : PRENDRE SOIN DE SA PEAU PAR L'INTÉRIEUR

———

Pourquoi ne pas s'arrêter un peu à notre peau ? C'était notre point de départ : la peau peut vieillir plus vite à certains endroits et moins à d'autres. Puisque les cellules de la peau se comportent de la même façon que les autres cellules du corps, la santé de notre peau n'est pas indépendante de notre santé générale. Dans une étude, des chercheurs ont évalué l'état de la peau dans une zone qui n'est pas exposée au soleil, comme l'intérieur de la cuisse ; ils ont pu montrer qu'à âge comparable, une peau moins ridée était associée à un meilleur état de santé et, inversement, on notait un moins bon état de santé chez les personnes qui présentaient plus de rides. Donc, si nous prenons soin de notre santé de façon globale, notre peau n'en retirera que des bénéfices. De façon générale, chercher à atteindre nos cinq cibles apportera un bénéfice sur la santé de notre peau. Mais pourquoi pas en tant que dermatologue, avant de conclure, partager quelques trucs dénichés dans la littérature médicale qui pourront de façon un peu plus spécifique contribuer à améliorer l'aspect et la santé de notre peau.

D'abord, et cela est bien démontré, nous pouvons faire un lien entre les rides, les cancers de la peau et l'exposition aux ultraviolets. Ces rayons sont la première cause du vieillissement accéléré de notre peau. Cela est bien connu puisque ces rayons sont de grands générateurs de stress oxydatif et d'inflammation, nos deux premières cibles. Comme nous l'avons vu au début de cet ouvrage, ces processus endommagent notre ADN, le code génétique, raccourcissent nos télomères et poussent nos cellules vers la sénescence. Notre peau commence alors à moins bien fonctionner: notre collagène diminue, la peau s'assèche plus facilement et sa couleur devient irrégulière, les vaisseaux sanguins se fragilisent et nos cellules sont plus à risques de se transformer en cellules cancéreuses.

Pour prévenir le vieillissement de la peau, certaines

consignes de base, bien connues, peuvent être rappelées. D'abord, il faut limiter l'exposition de notre peau aux ultraviolets, en diminuant l'exposition solaire aux heures de fort rayonnement, en portant des vêtements protecteurs (et des lunettes protectrices pour nos yeux) et en dernier recours en utilisant un écran solaire. Ensuite, comme nous l'avons mentionné aux chapitres précédents, il est aussi important pour la santé de la peau d'éviter les autres facteurs qui endommagent nos cellules (tabagisme, pollution atmosphérique...). Finalement, maintenir un bon sommeil ainsi que prendre des suppléments hormonaux adéquats (lorsque indiqué) contribuera aussi à maintenir notre peau en meilleure santé.

Mais peut-on s'attendre à ce que nos choix alimentaires contribuent au bon état de notre peau ? La réponse est oui, et sans hésiter ! Nos choix alimentaires influencent notre peau de façon générale, et aussi de façon plus spécifique ; ils représentent donc également des « outils de protection » pour la santé de notre peau. Allons voir quelques trucs.

Armer son corps contre le soleil

Comme dermatologue, je le rappelle quotidiennement : il faut protéger notre peau pour diminuer le vieillissement inutile causé par le soleil. Mais selon certaines études, bien qu'elles soient préliminaires, certains aliments pourraient diminuer le risque de développer des brûlures par le soleil, voyons-en quelques-uns. D'abord, de façon générale, une diète riche en acides gras oméga-3 serait bénéfique pour améliorer la tolérance au soleil. Sur ce même plan de façon plus spécifique, d'autres aliments ont démontré des bénéfices ; parmi ceux-ci, on peut souligner le chocolat noir et le thé (riches en polyphénols). On peut aussi penser à des aliments cuisinés à base de pâte de tomates (dans une étude, 40 grammes de pâte de tomates mélangée à de l'huile d'olive) dont la consommation régulière réduirait la tendance aux coups de soleil et pourrait également protéger notre ADN contre les dommages causés par les ultraviolets. Par ailleurs, un extrait d'un type de fougère, nommée *polypodium leucotomos* (240 mg, 2 fois par jour) peut aussi diminuer la sensibilité au soleil, le risque de coups de soleil, ainsi que les dommages causés à la peau par l'exposition solaire. Finalement, nous pouvons aussi réduire notre risque de coups de soleil si nous buvons un verre de vin rouge (lui aussi riche en polyphénols) avant l'exposition aux ultraviolets !

"Mais peut-on s'attendre à ce que nos choix alimentaires contribuent au bon état de notre peau ? La réponse est oui, et sans hésiter !"

Diminuer les risques de cancers de la peau

L'incidence du cancer de la peau est en constante augmentation et touche des personnes de plus en plus jeunes ; il est donc important de mettre toutes les chances de notre côté pour en diminuer les risques ainsi que les conséquences. Là encore, en plus d'un bon comportement à l'égard de l'exposition solaire, certains aliments ont montré leur capacité à diminuer le risque de développer un cancer de peau. D'abord, il a été démontré qu'une diète riche en fruits et légumes était associée à un plus faible risque de développer des cancers de peau. Ensuite, parmi les aliments plus spécifiques, citons le café (mais pas le café décaféiné), qui apporterait une protection ; il en est de même pour le vin et le thé. Finalement, la prise de suppléments d'huile de poisson ou d'extrait de pépins de raisins serait aussi bénéfique pour diminuer les risques de développer un cancer de peau.

Maintenir une belle peau

Une peau plus douce, une couleur et une texture plus uniforme... Les publicités de produits cosmétiques sont nombreuses à promettre de tels résultats. Si les crèmes anti-âges améliorent souvent l'aspect de la peau, de bonnes habitudes de vie auront un effet plus profond sur le fonctionnement de notre peau et le vieillissement de nos cellules. Un corps en bonne santé engendre une peau en bonne santé et, généralement, une peau plus uniforme et qui se ride moins vite. Encore ici, certains aliments spécifiques ont montré des bénéfices pour aider à maintenir une belle peau et certains trucs méritent d'être soulignés. D'abord, une étude contre placebo a montré que la prise pendant 3 mois de suppléments de *Lactobacillus plantarum* améliorait l'hydratation, donnait une peau plus lustrée et moins ridée! Ensuite, dans des études sur 12 semaines la consommation de chocolat riche en polyphénol, d'extraits de thé vert ou de ginseng asiatique ont démontré un bénéfice pour améliorer la texture et l'hydratation de la peau. La consommation d'huile d'olive (gras monoinsaturé), d'acides gras oméga-3 ainsi que la consommation *modérée* d'alcool seraient associées à une diminution de signes de vieillissement solaire. Une autre étude chez des femmes ménopausées a montré une amélioration de l'aspect des rides et une augmentation du collagène après 3 à 6 mois de prise d'un extrait de soya (les isoflavones de trèfle rouge apporteraient aussi un effet bénéfique). Finalement, la quantité de lycopène (que l'on retrouve par exemple dans la tomate, la pastèque, la papaye, la goyave, ou le pamplemousse rose...) présente dans notre peau semble favoriser une peau plus douce.

Et les crèmes antirides?

Sur les étalages des commerces, dans les publicités, dans

les magazines, les crèmes antirides sont partout. Leurs vertus n'ont d'égal que l'imagination déployée par les agences de publicité pour en vanter les mérites... Mais bien qu'elles soient devenues omniprésentes, il vaut la peine de s'arrêter un peu à ce phénomène. Quel est leur potentiel antivieillissement?

D'abord, rappelons-nous que les mécanismes qui accélèrent le vieillissement de la peau sont les mêmes qui sont impliqués dans le vieillissement du corps : Nos 5 cibles ! De façon plus spécifique en dermatologie, l'exposition au soleil et aux ultraviolets compte pour la grande part du vieillissement de la peau. Ensuite, il est bien montré que le tabagisme contribue au vieillissement des cellules du derme et de l'épiderme. Par ailleurs, les changements hormonaux apportent aussi leur contribution, avec une baisse de capacité de rétention d'eau de la peau et une diminution de 30 % du collagène dans les 5 ans suivant la ménopause. L'approche de base est donc constituée d'une bonne hygiène par rapport au soleil, de bonnes habitudes de vie pour atteindre nos 5 cibles et peut-être d'un complément hormonal (les études ne concordent pas toutes en ce qui concerne les bénéfices au niveau de la peau, et vous devez en discuter avec votre médecin.)

Pour ce qui est des crèmes hydratantes, il est démontré qu'une peau sèche s'enflamme plus facilement: l'application d'un hydratant est donc bénéfique. Généralement, une crème hydratante comportant quelques ingrédients de base peut faire l'affaire. De plus, il suffit qu'une crème réussisse à hydrater la peau pour lui donner une apparence moins ridée et moins terne. Il n'est donc pas nécessaire d'investir un gros montant pour bénéficier d'une bonne hydratation et redonner un peu de tonus à une peau asséchée.

Par ailleurs, certains fabricants prétendent que leur produit offre des bénéfices particuliers. Il est vrai que certaines crèmes peuvent exfolier, diminuer les taches brunes et même augmenter un peu la production de collagène... Pour être mieux convaincu des avantages du produit que vous achèterez, peu importe l'ingrédient actif qu'il contient (antioxydant, vitamine, cellules souches...), il est préférable que le bénéfice prétendu ait été démontré dans une étude qui compare la crème active avec une crème placebo; une étude qui montre des résultats avant et après l'application de la crème n'est généralement pas suffisante pour justifier un coût plus élevé. Pour ce qui est de ralentir le vieillissement, bien que certaines crèmes puissent apporter un petit bénéfice, les stratégies mentionnées dans les chapitres précédents demeurent encore le meilleur investissement.

Eh bien!

Atteindre nos 5 cibles permet de garder nos cellules en santé et permet à notre corps de mieux fonctionner pendant des années. Mais ces stratégies permettent aussi d'aider notre peau en améliorant sa résistance aux agresseurs, tous les agresseurs, même ceux sur lesquels nous avons peu le contrôle comme la pollution atmosphérique. Ceci diminue donc à la fois les risques de développer des cancers et de garder à notre peau un aspect plus jeune, plus longtemps... Voilà, mesdames et messieurs, une autre bonne raison d'intégrer ces habitudes saines !

CHAPITRE 11

AVANT DE CONCLURE : LES VENDEURS DE FONTAINES DE JOUVENCE

___

La maladie coûte cher : consultations médicales, chirurgies, médicaments, absentéisme au travail... La médecine moderne nous donne des moyens de plus en plus efficaces pour agir sur les problèmes de santé. De longues études ont permis de déterminer le taux d'efficacité de ces outils ainsi que leur sécurité, ce qui contribue à augmenter le coût des traitements. Mais qu'en est-il des coûts pour prévenir le vieillissement ? Que choisir dans tout ce que l'on nous offre pour prolonger notre jeunesse ?

''Comme nous l'avons vu précédemment, de hautes doses d'antioxydants pourraient être néfastes en empêchant certains mécanismes de notre corps de bien travailler.''

Un scientifique diplômé de l'université X vient de mettre au point un test qui déterminera ce que vous devez éviter de manger pour retrouver votre énergie. Un « docteur » vous propose sur Internet un super produit issu de cellules souches qui, grâce à son action épigénétique, permettra à vos cellules d'être reprogrammées comme à l'âge de 25 ans. Le marché de la fontaine de Jouvence est énorme. Plusieurs compagnies veulent profiter de notre peur de vieillir en faisant miroiter les résultats magiques d'un produit ou d'une approche qui nous déresponsabilisera de nous occuper de notre santé. Le processus de vieillissement est complexe et un supplément, aussi révolutionnaire soit-il, ne réussira pas à entraîner notre corps dans l'équilibre optimal pour prolonger notre santé. De plus, les doses de suppléments peuvent présenter des risques. Comme nous l'avons vu précédemment, de hautes doses d'antioxydants pourraient être néfastes en empêchant certains mécanismes de notre corps de bien travailler. Actuellement, les suppléments nécessaires sont bien codifiés dans notre société : de l'iode est ajouté au sel de table, le calcium et la vitamine D font partie de recommandations officielles... mais aucun supplément miracle à l'horizon !

À l'avenir, nous pourrons peut-être reprogrammer les cellules et les maintenir comme elles le sont à l'âge de 20 ans... mais ce n'est pas le cas actuellement et, bien sûr, tout cela aura un coût. Pour l'instant les bonnes habitudes sont nos meilleures alliées et les stratégies pour atteindre nos 5 cibles ne coûtent rien. Ne vous laissez donc pas berner par les vendeurs de fontaines de Jouvence. Si vous voulez investir de l'argent pour maintenir votre santé, invertissez dans ce qui vous fera *plaisir*, à vous et à vos proches, il s'agit d'un excellent placement pour votre santé.

CONCLUSION

———

Dans cet ouvrage, nous avons souligné plusieurs stratégies efficaces (...et gratuites!) pour activer les bons mécanismes qui contribuent à prévenir à la fois le vieillissement, les maladies dégénératives et certains cancers. Nous nous sommes fixé 5 cibles : prévenir l'oxydation, prévenir l'inflammation, prévenir la glycation, activer l'autophagie et activer la télomérase. Les cibles probablement les plus pertinentes dans le but de maintenir à long terme notre santé, cette même santé que nous possédons en jeune âge. Nous pouvons, avec certaines stratégies, toucher 1 ou 2 cibles, d'autres stratégies touchent les 5 cibles à la fois. Par exemple, intégrer dans nos habitudes un peu d'efforts physiques est une autre stratégie qui permet de toucher nos 5 cibles. Aussi, nous l'avons mentionné, restreindre l'apport calorique de façon occasionnelle apporte de nombreux bienfaits pour tout le corps, même au-delà de nos

5 cibles. Par ailleurs, un autre moyen, très facile celui-ci, d'atteindre quelques cibles est d'ajouter des herbes et des épices avant la cuisson et même dans notre assiette ; les herbes et épices sont des concentrés d'activateurs de mécanisme antivieillissement. Ce ne sont que quelques-uns des outils que vous pouvez commencer à intégrer.

''Mais comme médecins nous ne faisons que commencer à reconnaître l'importance d'activer les mécanismes qui protègent le corps contre le vieillissement.''

Mes collègues médecins et moi rencontrons quotidiennement des patients : nous savons bien que malgré les bonnes habitudes que nous pouvons adopter, parfois la santé nous échappe. Traiter les maladies demeure un geste important pour permettre aux gens de maintenir une meilleure qualité de vie et de vivre plus longtemps. Par ces gestes, nous contribuons et contribuerons encore à allonger l'espérance de vie. Mais pour ce qui est de prolonger l'espérance de vie en bonne santé, un geste médical ne fera pas le travail. Allonger l'espérance de vie en bonne santé sera l'œuvre d'une vie entière.

Comme médecins, nous encourageons avec conviction nos patients à avoir de bonnes habitudes : éviter le tabagisme, limiter les expositions au soleil, couper le sel, sabrer les sucres raffinés, suivre les recommandations des guides alimentaires... Mais comme médecins nous ne faisons que commencer à reconnaître l'importance d'activer les mécanismes qui protègent le corps contre le vieillissement. Ces outils de protection nous aident à contrer les effets néfastes des agresseurs que nous connaissons et peut-être même de ceux que nous ne connaissons pas encore, ce qui nous offre ainsi un avantage plus global dans le maintien de la santé de tous nos organes. Nous l'avons mentionné, le vieillissement ne cause pas de symptôme, alors ni comme patient, ni comme médecin, nous n'avons de signal d'alerte pour nous motiver à prendre cette situation en main. Pourtant, il est essentiel de le faire avant de se retrouver devant un fait accompli, et de se dire : « J'ai vieilli. »

Nous devons donc aller contre certains éléments que notre société industrialisée nous propose : les divers écrans d'appareils électroniques qui nous poussent à la sédentarité, la nourriture raffinée qui prive notre flore intestinale de nutriments essentiels, l'abondance de denrées qui permet l'assouvissement de notre faim dès qu'elle se fait sentir... Ces solutions qui facilitent la vie quotidienne nous sont présentées comme une évolution de la société, mais elles vont à l'encontre de ce dont notre corps a besoin pour vivre longtemps et en santé. Comme nous l'avons vu, cela engendre un déséquilibre en causant un excès d'oxydation, un excès d'inflammation et une accumulation de déchets dans nos cellules. Les stratégies que nous avons décrites contribueront à contrer ces phénomènes et à maintenir une meilleure santé pendant de plus nombreuses années.

« Daniel, je suis âgé, mais je ne suis pas vieux », m'a dit un jour un de mes patients à ses 99 ans. Il se désolait même que ses amis de 80 ans étaient trop vieux pour lui! Et je constatais que c'était bien vrai... Avancer en âge sans vieillir, c'est possible. Ça commence jeune, dès la vie intra-utérine, et ça se poursuit au quotidien. Il n'est jamais trop tard, car atteindre certaines cibles permet de faire fonctionner notre corps comme lorsqu'il était (un peu) plus jeune. Se prendre en main, comme personne et comme famille, pour intégrer des habitudes antivieillissement s'intègre pas à pas, les outils sont là et ils sont efficaces.

Ne prenez pas le risque de vieillir, choisissez vos outils et commencez.

DR DANIEL MINIER

DES QUESTIONS?

———

Je trouve le jeûne intermittent difficile. Quelle est la façon la plus simple de retirer des bénéfices de la restriction calorique?

La réponse la plus honnête est: On ne le sait pas encore. Dans les prochaines années, de nouveaux tests de laboratoire nous en apprendrons plus sur les façons les plus simples d'activer l'autophagie, un des systèmes essentiels au maintien de la santé à long terme. A la recherche de l'effort minimal pour atteindre cet objectif, nous pouvons cependant avancer des éléments de réponse sur la base de quelques études que voici.

Premièrement, des chercheurs ont demandé à un groupe de personnes de répartir leurs calories différemment. Pendant 2 semaines, les apports caloriques étaient répartis différemment, à jour alternés : Un jour, 25% des calories quotidiennes habituelles et l'autre jour: 175% des calories quotidiennes habituelles. Après 3 semaines, le même nombre de calories avaient été ingérées, mais il était possible de détecter un début d'activation de gènes associés à l'autophagie.

Deuxièmement, un jeûne nocturne de plus de 13 heures pourrait aider à contrer le risque de récidive chez les femmes ayant eu un cancer du sein. De plus, si ce type de jeûne se prolonge, pour atteindre 16 heures environ, des bénéfices supplémentaires peuvent être observés au niveau de la résistance à l'insuline et de l'inflammation.

Alors même des jeûnes passablement courts permettent d'obtenir certains bénéfices. Mais attention, un bon déjeuner a toujours sa place dans le maintien d'une bonne santé. Les bénéfices de ce type de jeûne ont tendance à s'observer surtout chez les gens qui coupent leur apport calorique en soirée, après 17 heures.

Wegman MP, Guo MH, Bennion DM, Shankar MN, Chrzanowski SM, Goldberg LA, Xu J, Williams TA, Lu X, Hsu SI, Anton SD, Leeuwenburgh C, Brantly ML. Practicality of intermittent fasting in humans and its effect on oxidative stress and genes related to aging and metabolism. Rejuvenation Res. 2015 Apr;18(2):162-72.

Brad Kincaid, Ella Bossy-Wetzel. Forever young: SIRT3 a shield against mitochondrial meltdown, aging, and neurodegeneration. Front Aging Neurosci. 2013; 5: 48.

Marinac CR, Nelson SH, Breen CI, Hartman SJ, Natarajan L, Pierce JP, Flatt SW, Sears DD, Patterson RE. Prolonged Nightly Fasting and Breast Cancer Prognosis. JAMA Oncol. 2016 Aug 1;2(8):1049-55.

Bi H, Gan Y, Yang C, Chen Y, Tong X, Lu Z. Breakfast skipping and the risk of type 2 diabetes: a meta-analysis of observational studies. Public Health Nutr. 2015 Nov;18(16):3013-9.

Catherine R. Marinac, Dorothy D. Sears, Loki Natarajan, Linda C. Gallo, Caitlin I. Breen, Ruth E. Patterson. Frequency and Circadian Timing of Eating May Influence Biomarkers of Inflammation and Insulin Resistance Associated with Breast Cancer Risk. PLoS One. 2015; 10(8): e0136240.

Existe-t-il des trucs pour ne pas trop ressentir la faim pendant les périodes de jeûne?

D'abord, l'entrainement; il semble que les gens qui jeûnent à l'occasion finissent par s'habituer, et leur système apprend à gérer le manque de calories.

Ensuite, il est possible que les suppléments de L-carnitine puissent diminuer la sensation de faim et la fatigue associée au jeûne. Cette étude utilisait cependant une infusion intraveineuse de L-carnitine.

Finalement, comme nous l'avons mentionné précédemment, le jeûne ne doit pas être une pénitence. Il est probable, à mon avis, que de prendre un café, une infusion ou quelques légumes pauvres en calories (pensons au céleri, au chou-fleur...) n'entrave pas les bénéfices de la restriction calorique.

Zhang JJ, Wu ZB, Cai YJ, Ke B, Huang YJ, Qiu CP, Yang YB, Shi LY, Qin J.L-carnitine ameliorated fasting-induced fatigue, hunger, and metabolic abnormalities in patients with metabolic syndrome: a randomized controlled study. Nutr J. 2014 Nov 26;13:110.

Si je comprends bien, la viande grillée n'est pas très bonne pour la santé, mais j'aime bien quand mon mari cuisine sur le BBQ. Existe-t-il une solution pour lui?

Vous avez bien compris, la cuisson sur grill engendre la formation de produits terminaux de glycation (qui causent de l'inflammation dans tout le corps) ainsi que la formation of d'amines hétérocycliques (toxiques pour notre code génétique).

Nous avons discuté des conséquences des produits terminaux de glycation au chapitre 6, mais voyons la répercussion de l'ingestion d'amines hétérocycliques. D'abord, sur le système digestif, les amines hétérocycliques pourraient contribuer au développement du cancer du côlon. Ensuite, les produits toxiques de la viande grillée pourraient contribuer au développement du cancer de la vessie. Et finalement, pour vous messieurs, plus nous mangeons de viande rouge grillée ou bien cuite, plus nous accumulons de ces produits toxiques dans notre prostate et nous risquons d'avoir un cancer de prostate agressif... Alors comment s'en sortir?

La première option est bien sûr de ne pas griller ou rôtir, mais si vous tenez a votre barbecue, voici trois moyens de diminuer la formation et d'atténuer les effets néfastes de ces produits toxiques.

Truc no1 : AJOUTEZ DES EPICES. Une étude a comparé 2 boulettes de viandes, une avec et l'autre sans mélange d'herbes et d'épices. Une fois cuite, la boulette de viande assaisonnée contenait moins de produits toxiques, et on retrouvait aussi 2 fois moins de ces produits toxiques dans l'urine des gens ayant consommé la boulette assaisonnée.

Truc no2 : LA MARINADE. Nous l'avons vu au chapitre 6, mariner la viande avec un vinaigre diminue la formation produits terminaux de glycation, mais il y a un bénéfice supplémentaire. Une étude a montré qu'une marinade (pendant quelques heures) faite de bière ou de vinaigre, ainsi que d'herbes et d'épices diminuait de plus de 90% la formation d'amines hétérocycliques. Cette protection semble efficace pour une durée allant jusqu'à 30 minutes de cuisson, à partir de 40 minutes sur le grill, aucun bénéfice ne serait obtenu.

Truc no3 : LE BON ACCOMPAGNEMENT. Des chercheurs ont mesuré la quantité d'amines hétérocycliques dans des prostates humaines. Ils ont questionné ces hommes à propos de ce qu'ils buvaient, et sur 15 breuvages évalués, seule la consommation de vin rouge (probablement en raison du resvératrol qu'il contient, voir chapitre 7) était associée à un faible taux de H.C.A. dans la prostate.

Note : Si vous être parents d'adolescente, sachez que la

consommation de viande rouge pendant l'adolescence augmente le risque de cancer du sein à l'âge adulte...

Bouvard, Véronique et al. Carcinogenicity of consumption of red and processed meat The Lancet Oncology , Volume 16 , Issue 16 , 1599 – 1600

Lee DH, Keum N, Giovannucci EL. Colorectal Cancer Epidemiology in the Nurses' Health Study. Am J Public Health. 2016 Sep;106(9):1599-607.

Lin J, Forman MR, Wang J, Grossman HB, Chen M, Dinney CP, Hawk ET, Wu X.Intake of red meat and heterocyclic amines, metabolic pathway genes and bladder cancer risk. Int J Cancer. 2012 Oct 15;131(8):1892-903

Li F, An S, Hou L, Chen P, Lei C, Tan W. Red and processed meat intake and risk of bladder cancer: a meta-analysis. Int J Clin Exp Med. 2014 Aug 15;7(8):2100-10. eCollection 2014.

Tang D, Liu JJ, Rundle A, Neslund-Dudas C, Savera AT, Bock CH, Nock NL, Yang JJ, Rybicki BA. Grilled meat consumption and PhIP-DNA adducts in prostate carcinogenesis. Cancer Epidemiol Biomarkers Prev. 2007 Apr;16(4):803-8.

John EM, Stern MC, Sinha R, Koo J. Meat consumption, cooking practices, meat mutagens, and risk of prostate cancer. Nutr Cancer. 2011;63(4):525-37.

Li Z, Henning SM, Zhang Y, Zerlin A, Li L, Gao K, Lee RP, Karp H, Thames G, Antioxidant-rich spice added to hamburger meat during cooking results in reduced meat, plasma, and urine malondialdehyde concentrations. Am J Clin Nutr. 2010 May;91(5):1180-4.

Melo A, Viegas O, Petisca C, Pinho O, Ferreira IM. Effect of beer/red wine marinades on the formation of heterocyclic aromatic amines in pan-fried beef. J Agric Food Chem. 2008 Nov 26;56(22):10625-32.

Salmon CP, Knize MG, Felton JS. Effects of marinating on heterocyclic amine carcinogen formation in grilled chicken. Food Chem Toxicol. 1997 May;35(5):433-41.

Rybicki BA, Neslund-Dudas C, Bock CH, Nock NL, Rundle A, Jankowski M, Levin AM, Beebe-Dimmer J, Savera AT, Takahashi S, Shirai T, Tang D. Red wine consumption is inversely associated with 2-amino-1-methyl-6-phenylimidazo[4,5-b]pyridine-DNA adduct levels in prostate. Cancer Prev Res (Phila). 2011 Oct;4(10):1636-44.

Farvid MS, Cho E, Chen WY, Eliassen AH, Willett WC. Adolescent meat intake and breast cancer risk. Int J Cancer. 2015 Apr 15;136(8):1909-20.

J'ai déjà lu que l'alcool pouvait augmenter l'espérance de vie mais il n'en est pas question dans cet ouvrage?

L'impact de l'alcool est un plutôt complexe et ne peut pas s'intégrer dans une stratégie globale de prévention du vieillissement. De façon générale, bien que la consommation de vin rouge en quantité légère à modérée (autour de 1 consommation par jour chez les femmes et 2 par jour chez l'homme) semble améliorer l'espérance de vie d'environ 5 ans, il engendre un ''échange'' de cause de mortalité. Les bénéfices au niveau cardiovasculaires sont au prix d'une augmentation de certains types de cancers. Il n'y a pas de seuil sécuritaire de consommation pour certains cancers, c'est-à-dire que dès la première consommation, le risque de développer certains cancers (par exemple : foie, bouche, gorge, œsophage, sein) commence à s'élever. L'alcool ne remplace dons pas une stratégie antivieillissement, tout au plus il peut s'y ajouter, avec prudence et en évitant certains comportements néfastes

Si vous ne consommez pas d'alcool, ne commencez pas à boire, il y a d'autres stratégies plus sécuritaires.

Ne dépassez pas les quantités mentionnées, les bénéfices sont rapidement dépassés par les risques (cancers, AVC, maladies cardiovasculaires, diabète, obésité).

Les beuveries devraient être évitées, ces épisodes, même lorsque peu fréquents, peuvent avoir des effets néfastes sur la santé.

Si vous avez des tendances à la dépendance à l'alcool, si vous avez de la difficulté à limiter votre consommation ou si l'alcool modifie vos comportements de façon néfaste pour vous ou votre entourage, encore une fois la meilleure stratégie est d'éviter la consommation et choisir des breuvages non alcoolisés.

Yue Zhou, Jie Zheng, Sha Li, Tong Zhou, Pei Zhang, Hua-Bin Li. Alcoholic Beverage Consumption and Chronic Diseases. Int J Environ Res Public Health. 2016 Jun; 13(6): 522.

Yin Cao, Walter C Willett, Eric B Rimm, Meir J Stampfer, Edward L Giovannucci, Light to moderate intake of alcohol, drinking patterns, and risk of cancer: results from two prospective US cohort studies. BMJ. 2015; 351: h4238.

Roerecke M1, Rehm J. Alcohol consumption, drinking patterns, and ischemic heart disease: a narrative review of meta-analyses and a systematic review and meta-analysis of the impact of heavy drinking occasions on risk for moderate drinkers. BMC Med. 2014 Oct 21;12:182.

Streppel MT, Ocké MC, Boshuizen HC, Kok FJ, Kromhout D. Long-term wine consumption is related to cardiovascular mortality and life expectancy independently of moderate alcohol intake: the Zutphen Study. J Epidemiol Community Health. 2009 Jul;63(7):534-40.

Quelle est la place des suppléments hormonaux dans le maintien de la santé en âge avancé ?

La baisse hormonale observée avec l'âge semble associée à l'apparition de certains problèmes liés au vieillissement

(Affinement de la peau, ostéoporose, altération des fonctions sexuelles...). Certaines études montrent de réels bénéfices sur la qualité de vie, mais d'autres mettent en garde contre les risques potentiels. Face à ces études, certains médecins rejettent du revers de la main l'idée de la supplémentation hormonale pour maintenir la qualité de vie à long terme alors que d'autres médecins y voient presque la fontaine de jouvence. La vérité se situe entre les deux, à mon avis avec un bénéfice en faveur d'une supplémentation hormonale débutée dès le début des symptômes de carence.

Avec le vieillissement de la population, de nouvelles études permettront de préciser les attentes réalistes et quels types d'hormones sont les plus bénéfiques et sécuritaires. Puisqu'il existe certaines contrindications à la prise de suppléments hormonaux, cette décision doit être réfléchie suite à une évaluation et à une discussion avec un professionnel de la santé. Cependant, la supplémentation hormonale ne remplacera pas les habitudes de vie et doit s'inscrire dans une stratégie globale de maintien de la santé à long terme.

NICE Guideline, No. 23. Long-term benefits and risks of hormone replacement therapy (HRT) National Collaborating Centre for Women's and Children's Health (UK). London: National Institute for Health and Care Excellence (UK); 2015 Nov 12.

Hackett GI. Testosterone Replacement Therapy and Mortality in Older Men. Drug Saf. 2016 Feb;39(2):117-30.

Pourquoi devrais-je faire attention à mes habitudes si dans les prochaines années nous pourrons regénérer mes organes à l'aide de cellules souches?

La médecine régénérative représentera un grand pas dans le traitement de plusieurs problèmes de santé, y compris ceux liés à l'âge. Cependant, actuellement, nous n'en sommes pas à utiliser ces stratégies et il y a encore de nombreux défis à relever.

Mais il y a un élément encore plus important à considérer : Notre cerveau! Notre mémoire, nos souvenirs, notre personnalité... Ces éléments qui contribuent à nous définir comme personne sont forgés par la connexion de nos milliards de neurones ; ce réseau est différent pour chacun et propre à chacun de nous. Bien que de nouvelles cellules souches se forment dans notre cerveau, il est peu probable qu'une cellule souche soit capable de remplacer, avec toutes les mêmes connexions, les neurones déjà existants dans notre cerveau.

Donc, encore une fois, l'approche la plus fiable pour l'instant est de prévenir le vieillissement inutile de nos tissus, ceci maintiendra à la fois nos neurones, nos cellules souches ainsi que leur niche ou leur environnement en bon état. Et si nous vivons assez longtemps pour assister à l'avènement de la médecine régénérative, nous aurons (nous et nos enfants) mis les chances de notre côté pour optimiser les taux de succès de cette approche.

Kusumbe AP, Ramasamy SK, Itkin T, Mäe MA, Langen UH, Betsholtz C, Lapidot T, Adams RH. Age-dependent modulation of vascular niches for haematopoietic stem cells. Nature. 2016 Apr 21;532(7599):380-4.

Singh L, Brennan TA, Russell E, Kim JH, Chen Q, Brad Johnson F, Pignolo RJ. Aging alters bone-fat reciprocity by shifting in vivo mesenchymal precursor cell fate towards an adipogenic lineage. Bone. 2016 Apr;85:29-36.

Mendelson A, Frenette PS. Hematopoietic stem cell niche maintenance during homeostasis and regeneration. Nat Med. 2014 Aug;20(8):833-46. doi: 10.1038/nm.3647.

Maximina H. Yun. Changes in Regenerative Capacity through Lifespan. Int J Mol Sci. 2015 Oct; 16(10): 25392–25432.

Rides, cancer de la peau, vitamine D... Existe-t-il une façon sécuritaire de prendre du soleil?

Sans contredit, l'exposition aux ultraviolets, qu'ils proviennent du soleil ou des lits bronzants, est une cause de cancers et de vieillissement prématuré de la peau. Mes patients qui ont passé de longues heures à l'extérieur pendant leur vie présentent, en plus des rides et des taches pigmentaires, de nombreuses lésions précancéreuses et cancéreuses principalement au visage. D'autres, qui sont principalement des gens qui travaillent à l'intérieur, sont plus à risque de développer des mélanomes, cancer principalement associé aux coups de soleil.

Alors, définitivement, une protection solaire est de

mise. D'abord, en limitant l'exposition aux heures de fort ensoleillement (entre 10h et 2h). Ensuite, en portant des vêtements protecteurs, idéalement même pour la baignade ainsi que des lunettes protectrices contre les rayons UV, et en dernier lieu, en utilisant des écrans solaires sur les zones exposées au soleil. Ils sont utilisés en dernier lieu car leur absorption dans le corps présente un potentiel, encore peu étudié, de perturber le fonctionnement de certaines cellules et du matériel génétique. De plus ces produits finissent par se retrouver dans l'environnement et peuvent polluer les cours d'eau.

Par ailleurs, l'exposition de notre peau à la lumière présente aussi des bénéfices. Le mieux connu étant bien sur la vitamine D, produite par l'exposition de la peau aux UVB. Nous pouvons compenser par des suppléments, mais d'autres molécules utiles seraient fabriquées par la peau sous l'effet du soleil. Mais la vitamine D n'est pas le seul bénéfice du soleil sur notre peau; des études ont montré que le soleil apporterait, entre autres, un effet bénéfique sur la tension artérielle, la sclérose en plaques et l'arthrite rhumatoïde. Et finalement, bien que les coups de soleil favorisent le développement de mélanomes; à tout âge, une **petite** exposition solaire, sans brûlure, aurait un effet protecteur sur l'incidence et la sévérité des mélanomes...

Alors la sagesse au soleil semble être un équilibre entre

une bonne protection et une petite exposition. De plus activer les mécanismes naturels de protection (chapitres 9 et 11) s'avère également un outil de protection supplémentaire autant contre les cancers que contre le vieillissement accéléré.

Ramos S. et coll. A review of organic UV-filters in wastewater treatment plants. Environ Int. 2016 Jan;86:24-44. doi: 10.1016/j.envint.2015.10.004

Louis GM. Et coll. Urinary concentrations of benzophenone-type ultraviolet light filters and semen quality. Fertil Steril. 2015 Oct;104(4):989-96. doi: 10.1016/j.fertnstert.2015.07.1129.

Nicole Bijlsma, Marc M. Cohen. Environmental Chemical Assessment in Clinical Practice: Unveiling the Elephant in the Room Int J Environ Res Public Health. 2016 Feb; 13(2): 181.

Narayanan KB et al. Disruptive environmental chemicals and cellular mechanisms that confer resistance to cell death. Carcinogenesis. 2015 Jun;36 Suppl 1:S89-110.

Slominski A et al. Novel vitamin D photoproducts and their precursors in the skin. Dermatoendocrinol. 2013 Jan 1;5(1):7-19.

Liu D et al. UVA Irradiation of Human Skin Vasodilates Arterial Vasculature and Lowers Blood Pressure Independently of Nitric Oxide Synthase. J Invest Dermatol. 2014 Jan 20. doi: 10.1038/jid.2014.27.

Arkema EV et al. Exposure to ultraviolet-B and risk of developing rheumatoid arthritis among women in the Nurses' Health Study. Ann Rheum Dis. 2013 Apr;72(4):506-11. doi: 10.1136/annrheumdis-2012-202302. Epub 2013 Feb 4.

William B. Grant. The role of geographical ecological studies in identifying diseases linked to UVB exposure and/or vitamin D. Dermatoendocrinol. 2016 Jan-Dec; 8(1): e1137400.

Asta Juzeniene , Johan Moan. Beneficial effects of UV radiation other than via vitamin D production. Dermatoendocrinol. 2012 April 1; 4(2): 109-117.

Kaskel P et al. Outdoor activities in childhood: a protective factor for cutaneous melanoma? Results of a case-control study in 271 matched pairs. Br J Dermatol. 2001 Oct;145(4):602-9.

Gandini S. et cal. Sun exposure and melanoma prognostic factors. Oncol Lett. 2016 Apr;11(4):2706-2714.

Newton-Bishop JA. et al. Relationship between sun exposure and melanoma risk for tumours in different body sites in a large case-control study in a temperate climate. Eur J Cancer. 2011 Mar;47(5):732-41. doi: 10.1016/j.ejca.2010.10.008.

REÉFÉRENCES

GÉNÉRAL

Website of Institut national de la statistique et des études économiques : http://www.
insee.fr/fr/themes/tableau.asp?ref_id=CMPECF02228

Dong X, Milholland B, Vijg J.Evidence for a limit to human lifespan. Nature. 2016 Oct
5;538(7624):257-259.

SÉNESCENCE

Race DiLoreto, Coleen T. Murphy. The cell biology of aging. Mol Biol Cell. 2015 Dec 15;
26(25): 4524–4531.

Naina Bhatia-Dey, Riya R. Kanherkar, Susan E. Stair,Evgeny O. Makarev, Antonei B.
Csoka.Cellular Senescence as the Causal Nexus of Aging. Front Genet. 2016; 7: 13.

Adams PD, Jasper H, Rudolph KL. Aging-Induced Stem Cell Mutations as Drivers for
Disease and Cancer. Cell Stem Cell. 2015 Jun 4;16(6):601-12.

Ruhland MK, Loza AJ, Capietto AH, Luo X, Knolhoff BL, Flanagan KC, Belt
BA, Alspach E, Leahy K, Luo J, Schaffer A, Edwards JR,Longmore
G, Faccio R3, DeNardo DG, Stewart SA. Stromal senescence establishes
an immunosuppressive microenvironment that drives tumorigenesis. Nat
Commun. 2016 Jun 8;7:11762.

Finkel, Toren, Serrano, Manuel, Blasco, Maria A. The common biology of cancer and ageing. Nature. Volume 448(7155), 16 August 2007, pp 767-774

Tchkonia T, Morbeck DE, Von Zglinicki T, Van Deursen J, Lustgarten J, Scrable H, Khosla S, Jensen MD, Kirkland JL. Fat tissue, aging, and cellular senescence. Aging Cell. 2010 Oct;9(5):667-84.

Feng C, Liu H, Yang M, Zhang Y, Huang B, Zhou Y. Disc cell senescence in intervertebral disc degeneration: Causes and molecular pathways. Cell Cycle. 2016 Jul 2;15(13):1674-84.

Davalos AR, Coppe JP, Campisi J, Desprez PY. Senescent cells as a source of inflammatory factors for tumor progression. Cancer Metastasis Rev. 2010 Jun;29(2):273-83.

Tzyy Yue Wong, Mairim Alexandra Solis, Ying-Hui Chen, Lynn Ling-Huei Huang Molecular mechanism of extrinsic factors affecting anti-aging of stem cells. World J Stem Cells. 2015 Mar 26; 7(2): 512-520.

López-Otín C, Blasco MA, Partridge L, Serrano M, Kroemer G. The hallmarks of aging. Cell. 2013 Jun 6;153(6):1194-217.

STRESS OXYDATIF

Jimenez-Del-Rio M, Velez-Pardo C. The bad, the good, and the ugly about oxidative stress. 2012;2012:163913.

Araujo JA. Particulate air pollution, systemic oxidative stress, inflammation, and atherosclerosis. Air Qual Atmos Health. 2010 Nov 10;4(1):79-93.

Piskounova E, Agathocleous M, Murphy MM, Hu Z, Huddlestun SE, Zhao Z, Leitch AM, Johnson TM, DeBerardinis RJ, Morrison SJ. Oxidative stress inhibits distant metastasis by human melanoma cells. Nature. 2015 Nov 12;527(7577):186-91.

Bjelakovic G, Nikolova D, Gluud LL, Simonetti RG, Gluud C. Antioxidant supplements for prevention of mortality in healthy participants and patients with various diseases. Cochrane Database Syst Rev. 2012 Mar 14;(3):CD007176. doi: 10.1002/14651858.CD007176.pub2.

INFLAMMATION

Puzianowska-Kuźnicka M, Owczarz M, Wieczorowska-Tobis K, Nadrowski P, Chudek J, Slusarczyk P, Skalska A, Jonas M, Franek E,Mossakowska M. Interleukin-6 and C-reactive protein, successful aging, and mortality: the PolSenior study. Immun Ageing. 2016 Jun 3;13:21.

Minciullo PL, Catalano A, Mandraffino G, Casciaro M, Crucitti A, Maltese G, Morabito N, Lasco A, Gangemi S, Basile G. Inflammaging and Anti-Inflammaging: The Role of Cytokines in Extreme Longevity. Arch Immunol Ther Exp (Warsz). 2016 Apr;64(2):111-26.

O'Donovan A, Neylan TC, Metzle T, Cohen BE. Lifetime exposure to traumatic psychological stress is associated with elevated inflammation in the Heart and Soul Study. Brain Behav Immun. 2012 May;26(4):642-9.

Bruno Deltreggia Benites, Simone Cristina Olenscki Gilli, Sara Teresinha Olalla Saad Obesity and inflammation and the effect on the hematopoietic system. Rev Bras Hematol Hemoter. 2014 Mar-Apr; 36(2): 147–151.

André C, Dinel AL, Ferreira G, Layé S, Castanon N. Diet-induced obesity progressively alters cognition, anxiety-like behavior and lipopolysaccharide-induced depressive-like behavior: focus on brain indoleamine 2,3-dioxygenase activation.Brain Behav Immun. 2014 Oct;41:10-21.

Castanon N, Lasselin J, Capuron L. Neuropsychiatric comorbidity in obesity: role of inflammatory processes. Front Endocrinol (Lausanne). 2014 May 15;5:74.

George M. Slavich, Michael R. Irwin. From Stress to Inflammation and Major Depressive Disorder: A Social Signal Transduction Theory of Depression. Psychol Bull. May 2014; 140(3): 774–815.

Anders S, Tanaka M, Kinney DK. Depression as an evolutionary strategy for defense against infection. Brain Behav Immun. 2013 Jul;31:9-22.

Raison CL, Miller AH. Malaise, melancholia and madness: the evolutionary legacy of an inflammatory bias. Brain Behav Immun. 2013 Jul;31:1-8.

Miquel-Kergoat S, Azais-Braesco V, Burton-Freeman B, Hetherington MM. Effects of chewing on appetite, food intake and gut hormones: A systematic review and meta-analysis. Physiol Behav. 2015 Nov 1;151:88-96.

Cho HJ, Kivimäki M, Bower JE, Irwin MR. Association of C-reactive protein and interleukin-6 with new-onset fatigue in the Whitehall II prospective cohort study. Psychol Med. 2013 Aug;43(8):1773-83.

Huang W, Wang G, Lu SE, Kipen H, Wang Y, Hu M, Lin W, Rich D, Ohman-Strickland P, Diehl SR, Zhu P, Tong J, Gong J, Zhu T, Zhang J. Inflammatory and oxidative stress responses of healthy young adults to changes in air quality during the Beijing Olympics. Am J Respir Crit Care Med. 2012 Dec 1;186(11):1150-9.

Alanna Morris, Dorothy Coverson, Lucy Fike, Yusuf Ahmed, Neli Stoyanova, W. Craig Hooper, Gary Gibbons, Donald Bliwise, Viola Vaccarino, Rebecca Din-Dzietham, Arshed Quyyumi. Sleep Quality and Duration are Associated with Higher Levels of Inflammatory Biomarkers: the META-Health Study. Circulation, 23 November 2010; 122: A17806.

Cassidy A, Rogers G, Peterson JJ, Dwyer JT, Lin H, Jacques PF. Higher dietary anthocyanin and flavonol intakes are associated with anti-inflammatory effects in a population of US adults. Am J Clin Nutr. 2015 Jul;102(1):172-81.

Shilpa N Bhupathiraju and Katherine L Tucker. Greater variety in fruit and vegetable intake is associated with lower inflammation in Puerto Rican adults. Am J Clin Nutr. 2011 January; 93(1): 37–46.

Esmaillzadeh A, Azadbakht L. Home use of vegetable oils, markers of systemic inflammation, and endothelial dysfunction among women. Am J Clin Nutr. 2008 Oct;88(4):913-21.

Tushar Singh, MD, MS, Anne B. Newman, MD, MPH. Inflammatory markers in population studies of aging. Ageing Res Rev. 2011 July; 10(3): 319–329.

Lorente-Cebrián S, Costa AG, Navas-Carretero S, Zabala M, Laiglesia LM, Martínez JA, Moreno-Aliaga MJ. An update on the role of omega-3 fatty acids on inflammatory and degenerative diseases. J Physiol Biochem. 2015 Jun;71(2):341-9.

Bogna Grygiel-Górniak,, Mariusz Puszczewicz Fatigue and interleukin-6 – a multi-faceted relationship. Reumatologia. 2015; 53(4): 207–212.

Cavicchia PP, Steck SE, Hurley TG, Hussey JR, Ma Y, Ockene IS, Hébert JR. A new dietary inflammatory index predicts interval changes in serum high-sensitivity C-reactive protein. J Nutr. 2009 Dec;139(12):2365-72.

1119. Rosenkranz MA, Davidson RJ, Maccoon DG, Sheridan JF, Kalin NH, Lutz A. A comparison of mindfulness-based stress reduction and an active control in modulation of neurogenic inflammation. Brain Behav Immun. 2013 Jan;27(1):174-84.

Bonaz B, Sinniger V, Pellissier S. Anti-inflammatory properties of the vagus nerve: potential therapeutic implications of vagus nerve stimulation. J Physiol. 2016 Apr 5.

Bhasin MK, Dusek JA, Chang BH, Joseph MG, Denninger JW, Fricchione GL, Benson H, Libermann TA. Relaxation response induces temporal transcriptome changes in energy metabolism, insulin secretion and inflammatory pathways. PLoS One. 2013 May 1;8(5):e62817.

Black DS, Cole SW, Irwin MR, Breen E, St Cyr NM, Nazarian N, Khalsa DS, Lavretsky H. Yogic meditation reverses NF-κB and IRF-related transcriptome dynamics in leukocytes of family dementia caregivers in a randomized controlled trial. Psychoneuroendocrinology. 2013 Mar;38(3):348-55.

EXERCICE PHYSIQUE

Moore SC, Patel AV, Matthews CE, Berrington de Gonzalez A, Park Y, Katki HA, Linet MS, Weiderpass E, Visvanathan K, Helzlsouer KJ, Thun M, Gapstur SM, Hartge P, Lee IM. Leisure time physical activity of moderate to vigorous intensity and mortality: a large pooled cohort analysis. PLoS Med. 2012;9(11):e1001335.

Karstoft K, Pedersen BK. Skeletal muscle as a gene regulatory endocrine organ. Curr Opin Clin Nutr Metab Care. 2016 Jul;19(4):270-5.

Crane JD, MacNeil LG, Lally JS, Ford RJ, Bujak AL, Brar IK, Kemp BE, Raha S, Steinberg GR, Tarnopolsky MA. Exercise-stimulated interleukin-15 is controlled by AMPK and regulates skin metabolism and aging. Aging Cell. 2015 Aug;14(4):625-34.

Saeid Golbidi, Mohammad Badran, and Ismail Laher. Antioxidant and Anti-Inflammatory Effects of Exercise in Diabetic Patients. Exp Diabetes Res. 2012: 941868

Zoladz JA, Pilc A. The effect of physical activity on the brain derived neurotrophic factor: from animal to human studies. J Physiol Pharmacol. 2010 Oct;61(5):533-41.

Pieramico V, Esposito R, Sensi F, Cilli F, Mantini D, Mattei PA, Frazzini V, Ciavardelli D, Gatta V, Ferretti A, Romani GL, Sensi SL. Combination training in aging individuals modifies functional connectivity and cognition, and is potentially affected by dopamine-related genes. PLoS One. 2012;7(8):e43901.

Dipietro L, Gribok A, Stevens MS, Hamm LF, Rumpler W. Three 15-min Bouts of Moderate Postmeal Walking Significantly Improves 24-h Glycemic Control in Older People at Risk for Impaired Glucose Tolerance. Diabetes Care. 2013 Oct;36(10):3262-8.

SOMMEIL

Jane E Ferrie, Martin J Shipley, Tasnime N Akbaraly, Michael G Marmot, M Kivimäki, Archana Singh-Manoux. Change in Sleep Duration and Cognitive Function: Findings from the Whitehall II Study. Sleep. 2011;34 pp 565-573.

John Axelsson, Tina Sundelin, Michael Ingre, Eus J W Van Someren, Andreas Olsson, Mats Lekander. Beauty sleep: experimental study on the perceived health and attractiveness of sleep deprived people. BMJ Dec 14;341:c6614

89. Gozal D. Sleep, sleep disorders and inflammation in children.Sleep Med. 2009 Sep;10 Suppl 1:S12-6

Irwin MR, Olmstead R, Carroll JE. Sleep Disturbance, Sleep Duration, and Inflammation: A Systematic Review and Meta-Analysis of Cohort Studies and Experimental Sleep Deprivation. Biol Psychiatry. 2015 Jun 1. pii: S0006-3223(15)00437-0.

Carroll JE, Cole SW, Seeman TE, Breen EC, Witarama T, Arevalo JM, Ma J5, Irwin MR.

Partial sleep deprivation activates the DNA damage response (DDR) and the senescence-associated secretory phenotype (SASP) in aged adult humans. Brain Behav Immun. 2016 Jan;51:223-9.

Xie L, Kang H, Xu Q, Chen MJ, Liao Y, Thiyagarajan M, O'Donnell J, Christensen DJ, Nicholson C, Iliff JJ, Takano T, Deane R, Nedergaard M. Sleep drives metabolite clearance from the adult brain. Science. 2013 Oct 18;342(6156):373-7.

FLORE INTESTINALE

Michael A. Conlon, Anthony R. Bird. The Impact of Diet and Lifestyle on Gut Microbiota and Human Health Nutrients. 2015 Jan; 7(1): 17–44.

Joanne Slavin. Fiber and Prebiotics: Mechanisms and Health Benefits. Nutrients. 2013 Apr; 5(4): 1417–1435.

Thomas LV, Ockhuizen T, Suzuki K. Exploring the influence of the gut microbiota and probiotics on health: a symposium report. Br J Nutr. 2014 Jul;112 Suppl 1:S1-18.

1754. Freedberg DE, Lebwohl B, Abrams JA. The impact of proton pump inhibitors on the human gastrointestinal microbiome. Clin Lab Med. 2014 Dec;34(4):771-85.

Peguet-Navarro J, Dezutter-Dambuyant C, Buetler T, Leclaire J, Smola H, Blum S, Bastien P, Breton L, Gueniche A. Supplementation with oral probiotic bacteria protects human cutaneous immune homeostasis after UV exposure-double blind, randomized, placebo controlled clinical trial. Eur J Dermatol. 2008 Sep-Oct;18(5):504-11.

Erdman SE, Poutahidis T. Probiotic 'glow of health': it's more than skin deep. Benef Microbes. 2014 Jun 1;5(2):109-19. doi: 10.3920/BM2013.0042.

Galland L. The gut microbiome and the brain. J Med Food. 2014 Dec;17(12):1261-72.

Kellow NJ, Coughlan MT, Savige GS, Reid CM. Effect of dietary prebiotic supplementation on advanced glycation, insulin resistance and inflammatory biomarkers in adults with pre-diabetes: a study protocol for a double-blind placebo-controlled randomised crossover clinical trial. BMC Endocr Disord. 2014 Jul 10;14:55.

TÉLOMÈRES

Shammas MA. Telomeres, lifestyle, cancer, and aging. Curr Opin Clin Nutr Metab Care. 2011 Jan;14(1):28-34.

Honig LS, Kang MS, Schupf N, Lee JH, Mayeux R. Association of Shorter Leukocyte Telomere Repeat Length With Dementia and Mortality. Arch Neurol. 2012 Jul 23:1-8.

Saßenroth D, Meyer A, Salewsky B, Kroh M, Norman K, Steinhagen-Thiessen E, Demuth ISports and Exercise at Different Ages and Leukocyte Telomere Length in Later Life - Data from the Berlin Aging Study II (BASE-II). PLoS One. 2015 Dec 2;10(12):e0142131.

Njajou OT, Hsueh WC, Blackburn EH, Newman AB, Wu SH, Li R, Simonsick EM, Harris TM, Cummings SR, Cawthon RM; Health ABC study. Association between telomere length, specific causes of death, and years of healthy life in health, aging, and body composition, a population-based cohort study. J Gerontol A Biol Sci Med Sci. 2009 Aug;64(8):860-4.

Effros RB. Telomere/telomerase dynamics within the human immune system: effect of chronic infection and stress. Exp Gerontol. 2011 Feb-Mar;46(2-3):135-40.

Jeon HS, Choi JE, Jung DK, Choi YY, Kang HG, Lee WK, Yoo SS, Lim JO, Park JY. Telomerase activity and the risk of lung cancer. J Korean Med Sci. 2012 Feb;27(2):141-5. Epub 2012 Jan 27.

Leung CW, Laraia BA, Needham BL, Rehkopf DH, Adler NE, Lin J, Blackburn EH, Epel ES. Soda and cell aging: associations between sugar-sweetened beverage consumption and leukocyte telomere length in healthy adults from the National Health and Nutrition Examination Surveys. Am J Public Health. 2014 Dec;104(12):2425-31.

Brydon L, Lin J, Butcher L, Hamer M, Erusalimsky JD, Blackburn EH, Steptoe A. Hostility and cellular aging in men from the Whitehall II cohort. Biol Psychiatry. 2012 May 1;71(9):767-73.

Entringer S, Epel ES, Kumsta R, Lin J, Hellhammer DH, Blackburn EH, Wüst S, Wadhwa PD. Stress exposure in intrauterine life is associated with shorter telomere length in young adulthood. Proc Natl Acad Sci USA 2011 Aug 16;108(33):E513-8.

Puterman E, Lin J, Krauss J, Blackburn EH, Epel ES. Determinants of telomere attrition over 1 year in healthy older women: stress and health behaviors matter. Mol Psychiatry. Mol Psychiatry. 2015 Apr;20(4):529-35.

Ornish D, Lin J, Daubenmier J, Weidner G, Epel E, Kemp C, Magbanua MJ, Marlin R, Yglecias L, Carroll PR, Blackburn EH. Increased telomerase activity and comprehensive lifestyle changes: a pilot study. Lancet Oncol. 2008 Nov;9(11):1048-57.

Ornish D, Lin J, Chan JM, Epel E, Kemp C, Weidner G, Marlin R, Frenda SJ, Magbanua MJ, Daubenmier J, Estay I, Hills NK, Chainani-Wu N, Carroll PR,Blackburn EH. Effect of comprehensive lifestyle changes on telomerase activity and telomere length in men with biopsy-proven low-risk prostate cancer: 5-year follow-up of a descriptive pilot study. Lancet Oncol. 2013 Oct;14(11):1112-20.

Daubenmier J, Lin J, Blackburn E, Hecht FM, Kristeller J, Maninger N, Kuwata M, Bacchetti P, Havel PJ, Epel E. Changes in stress, eating, and metabolic factors are related to changes in telomerase activity in a randomized mindfulness intervention pilot study. Psychoneuroendocrinology. 2012 Jul;37(7):917-28.

Zvereva MI, Shcherbakova DM, Dontsova OA. Telomerase: structure, functions, and activity regulation. Biochemistry (Mosc). 2010 Dec;75(13):1563-83.

Wang XB, Zhu L, Huang J, Yin YG, Kong XQ, Rong QF, Shi AW, Cao KJ. Resveratrol-induced augmentation of telomerase activity delays senescence of endothelial progenitor cells. Chin Med J (Engl). 2011 Dec;124(24):4310-5.

Vera E, Bernardes de Jesus B, Foronda M, Flores JM, Blasco MA. Telomerase reverse transcriptase synergizes with calorie restriction to increase health span and extend mouse longevity. PLoS One. 2013;8(1):e53760.

GLYCATION

Palimeri S, Palioura E, Diamanti-Kandarakis E. Current perspectives on the health risks associated with the consumption of advanced glycation end products: recommendations for dietary management. Diabetes Metab Syndr Obes. 2015 Sep 1;8:415-26.

Clarke RE, Dordevic AL, Tan SM, Ryan L, Coughlan MT. Dietary Advanced Glycation End Products and Risk Factors for Chronic Disease: A Systematic Review of Randomised Controlled Trials. Nutrients. 2016 Mar 1;8(3):125.

Nguyen HP, Katta R. Sugar Sag: Glycation and the Role of Diet in Aging Skin. Skin Therapy Lett. 2015 Nov;20(6):1-5.

Semba RD, Nicklett EJ, Ferrucci L. Does accumulation of advanced glycation end products contribute to the aging phenotype? J Gerontol A Biol Sci Med Sci. 2010 Sep;65(9):963-75.

Sell DR, Monnier VM. Molecular basis of arterial stiffening: role of glycation - a mini-review. Gerontology. 2012;58(3):227-37.

Elosta A, Ghous T, Ahmed N. Natural products as anti-glycation agents: possible therapeutic potential for diabetic complications. Curr Diabetes Rev. 2012 Mar;8(2):92-108.

Claudia Luevano-Contreras, Karen Chapman-Novakofski. Dietary Advanced Glycation End Products and Aging. Nutrients. 2010 December; 2(12): 1247-1265.

Yamagishi S. Role of advanced glycation end products (AGEs) in osteoporosis in diabetes. Curr Drug Targets. 2011 Dec;12(14):2096-102.

Uchiki T, Weikel KA, Jiao W, Shang F, Caceres A, Pawlak D, Handa JT, Brownlee M, Nagaraj R, Taylor A. Glycation-altered proteolysis as a pathobiologic mechanism that links dietary glycemic index, aging, and age-related disease (in nondiabetics). Aging Cell. 2012 Feb;11(1):1-13.

Cai W, Uribarri J, Zhu L, Chen X, Swamy S, Zhao Z, Grosjean F, Simonaro C, Kuchel GA, Schnaider-Beeri M, Woodward M, Striker GE, Vlassara H. Oral glycotoxins are a modifiable cause of dementia and the metabolic syndrome in mice and humans. Proc Natl Acad Sci U S A. 2014 Apr 1;111(13):4940-5.

Sun K, Semba RD, Fried LP, Schaumberg DA, Ferrucci L, Varadhan R. Elevated Serum Carboxymethyl-Lysine, an Advanced Glycation End Product, Predicts Severe Walking Disability in Older Women: The Women's Health and Aging Study I. J Aging Res. 2012;2012:586385.

Elsamma Chacko Blunting post-meal glucose surges in people with diabetes. World J Diabetes. 2016 Jun 10; 7(11): 239–242.

Goto A, Noda M, Sawada N, Kato M, Hidaka A, Mizoue T, Shimazu T, Yamaji T, Iwasaki M, Sasazuki S, Inoue M, Kadowaki T, Tsugane S;JPHC Study Group. High hemoglobin A1c levels within the non-diabetic range are associated with the risk of all cancers. Int J Cancer. 2016 Apr 1;138(7):1741-53.

Mitrou P, Petsiou E, Papakonstantinou E, Maratou E, Lambadiari V, Dimitriadis P, Spanoudi F, Raptis SA, Dimitriadis G. Vinegar Consumption Increases Insulin-Stimulated Glucose Uptake by the Forearm Muscle in Humans with Type 2 Diabetes. J Diabetes Res. 2015;2015:175204.

Handunge Kumudu Irani Perera, Charith Sandaruwan Handuwalage Analysis of glycation induced protein cross-linking inhibitory effects of some antidiabetic plants and spices. BMC Complement Altern Med. 2015; 15: 175.

Dearlove RP, Greenspan P, Hartle DK, Swanson RB, Hargrove JL. Inhibition of protein glycation by extracts of culinary herbs and spices. J Med Food. 2008 Jun;11(2):275-81.

Sotiria Palimeri, Eleni Palioura, Evanthia Diamanti-Kandarakis Current perspectives on the health risks associated with the consumption of advanced glycation end products: recommendations for dietary management. Diabetes Metab Syndr Obes. 2015; 8: 415–426.

Liatis S, Grammatikou S, Poulia KA, Perrea D, Makrilakis K, Diakoumopoulou E, Katsilambros N. Vinegar reduces postprandial hyperglycaemia in patients with type II diabetes when added to a high, but not to a low, glycaemic index meal.Eur J Clin Nutr. 2010 Jul;64(7):727-32.

Ostman E, Granfeldt Y, Persson L, Björck I. Vinegar supplementation lowers glucose and insulin responses and increases satiety after a bread meal in healthy subjects. Eur J Clin Nutr. 2005 Sep;59(9):983-8.

Momma H, Niu K, Kobayashi Y, Guan L, Sato M, Guo H, Chujo M, Otomo A, Yufei C, Tadaura H, Saito T, Mori T, Miyata T, Nagatomi R. Skin advanced glycation end product accumulation and muscle strength among adult men. Eur J Appl Physiol. 2011 Jul;111(7):1545-52.

Claudia Luevano-Contreras, Karen Chapman-Novakofski. Dietary Advanced Glycation End Products and Aging. Nutrients. 2010 December; 2(12): 1247–1265.

Uribarri J, Woodruff S, Goodman S, Cai W, Chen X, Pyzik R, Yong A, Striker GE, Vlassara H. Advanced glycation end products in foods and a practical guide to their reduction in the diet. J Am Diet Assoc. 2010 Jun;110(6):911-16.e12.

Saraswat M, Reddy PY, Muthenna P, Reddy GB. Prevention of non-enzymic glycation of proteins by dietary agents: prospects for alleviating diabetic complications. Br J Nutr. 2009 Jun;101(11):1714-21.

Dearlove RP, Greenspan P, Hartle DK, Swanson RB, Hargrove JL. Inhibition of protein glycation by extracts of culinary herbs and spices. J Med Food. 2008 Jun;11(2):275-81.

Perera HK, Handuwalage CS. Analysis of glycation induced protein cross-linking inhibitory effects of some antidiabetic plants and spices. BMC Complement Altern Med. 2015 Jun 9;15:175.

AUTOPHAGIE

Madeo F, Zimmermann A, Maiuri MC, Kroemer G. Essential role for autophagy in life span extension. J Clin Invest. 2015 Jan;125(1):85-93.

Choi AM, Ryter SW, Levine B Autophagy in human health and disease. N Engl J Med. 2013 May 9;368(19):1845-6.

García-Prat L, Martínez-Vicente M, Perdiguero E, Ortet L, Rodríguez-Ubreva J, Rebollo E, Ruiz-Bonilla V, Gutarra S, Ballestar E, Serrano AL, Sandri M, Muñoz-Cánoves P. Autophagy maintains stemness by preventing senescence. Nature. 2016 Jan 7;529(7584):37-42.

Kiriyama Y, Nochi H. The Function of Autophagy in Neurodegenerative Diseases. Int J Mol Sci. 2015 Nov 9;16(11):26797-812.

Colman RJ, Anderson RM, Johnson SC, Kastman EK, Kosmatka KJ, Beasley TM, Allison DB, Cruzen C, Simmons HA, Kemnitz JW, Weindruch R. Caloric restriction delays disease onset and mortality in rhesus monkeys. Science. 2009 Jul 10;325(5937):201-4.

Makino N, Oyama J, Maeda T, Koyanagi M, Higuchi Y, Tsuchida K.Calorie restriction increases telomerase activity, enhances autophagy, and improves diastolic dysfunction in diabetic rat hearts. Mol Cell Biochem. 2015 May;403(1-2):1-11.

Stephen Anton, Christiaan Leeuwenburgh* Fasting or caloric restriction for Healthy Aging. Exp Gerontol. 2013 Oct; 48(10): 1003-1005.

Valter D. Longo, Mark P. Mattson. Fasting: Molecular Mechanisms and Clinical Applications. Cell Metab. 2014 Feb 4; 19(2): 181-192.

Zoe E. Gillespie, Joshua Pickering, Christopher H. Eskiw. Better Living through Chemistry: Caloric Restriction (CR) and CR Mimetics Alter Genome Function to Promote Increased Health and Lifespan. Front Genet. 2016; 7: 142.

Barger JL, Kayo T, Vann JM, Arias EB, Wang J, Hacker TA, Wang Y, Raederstorff D, Morrow JD, Leeuwenburgh C, et al. A low dose of dietary resveratrol partially mimics caloric restriction and retards aging parameters in mice. PLoS One. 2008 Jun 4; 3(6):e2264.

Benderdour M, Martel-Pelletier J, Pelletier JP, Kapoor M, Zunzunegui MV, Fahmi H1. Cellular Aging, Senescence and Autophagy Processes in Osteoarthritis. Curr Aging Sci. 2015;8(2):147-57.

Witte AV, Fobker M, Gellner R, Knecht S, Flöel A. Caloric restriction improves memory in elderly humans. Proc Natl Acad Sci U S A. 2009 Jan 27;106(4):1255-60.

Kirkland JL. Perspectives on cellular senescence and short term dietary restriction in adults. Aging (Albany NY). 2010 Sep;2(9):542-4.

Trepanowski JF, Canale RE, Marshall KE, Kabir MM, Bloomer RJ. Impact of caloric and dietary restriction regimens on markers of health and longevity in humans and animals: a summary of available findings. Nutr J. 2011 Oct 7;10:107.

Vera E, Bernardes de Jesus B, Foronda M, Flores JM, Blasco MA. Telomerase reverse transcriptase synergizes with calorie restriction to increase health span and extend mouse longevity. PLoS One. 2013;8(1):e53760.

Horne BD, May HT, Anderson JL, Kfoury AG, Bailey BM, McClure BS, Renlund DG, Lappé DL, Carlquist JF, Fisher PW, Pearson RR, Bair TL, Adams TD,Muhlestein JB; Intermountain Heart Collaborative Study.Usefulness of routine periodic fasting to lower risk of coronary artery disease in patients undergoing coronary angiography. Am J Cardiol. 2008 Oct 1;102(7):814-819.

Horne BD, Muhlestein JB, Lappé DL, May HT, Carlquist JF, Galenko O, Brunisholz KD, Anderson JL. Randomized cross-over trial of short-term water-only fasting: Metabolic and cardiovascular consequences. Nutr Metab Cardiovasc Dis. 2012 Dec 7. pii: S0939-4753(12)00257-8.

Frake RA, Ricketts T, Menzies FM, Rubinsztein DC. Autophagy and neurodegeneration. J Clin Invest. 2015 Jan;125(1):65-74.

Pallauf K, Rimbach G. Autophagy, polyphenols and healthy ageing. Ageing Res Rev. 2012 Apr 6;12(1):237-252.

Morselli E, Mariño G, Bennetzen MV, Eisenberg T, Megalou E, Schroeder S, Cabrera S, Bénit P, Rustin P, Criollo A, Kepp O, Galluzzi L, Shen S, Malik SA, Maiuri MC, Horio Y, López-Otín C, Andersen JS, Tavernarakis N, Madeo F, Kroemer G. Spermidine and resveratrol induce autophagy by distinct pathways converging on the acetylproteome.J Cell Biol. 2011 Feb 21;192(4):615-29.

Chang J, Wang Y, Shao L, Laberge RM, Demaria M, Campisi J, Janakiraman K, Sharpless NE, Ding S, Feng W, Luo Y, Wang X,Aykin-Burns N, Krager K, Ponnappan U, Hauer-Jensen M, Meng A, Zhou D. Clearance of senescent cells by ABT263 rejuvenates aged hematopoietic stem cells in mice. Nat Med. 2016 Jan;22(1):78-83.

Roos CM, Zhang B, Palmer AK, Ogrodnik MB, Pirtskhalava T, Thalji NM, Hagler M, Jurk D, Smith LA, Casaclang-Verzosa G, Zhu Y, Schafer MJ, Tchkonia T, Kirkland JL, Miller JD. Chronic senolytic treatment alleviates established vasomotor dysfunction in aged or atherosclerotic mice. Aging Cell. 2016 Oct;15(5):973-7.

Mendelsohn AR, Larrick JW. Rejuvenating Muscle Stem Cell Function: Restoring Quiescence and Overcoming Senescence. Rejuvenation Res. 2016 Apr;19(2):182-6.

Reut Yosef, Noam Pilpel, Ronit Tokarsky-Amiel, Anat Biran, Yossi Ovadya, Snir Cohen, Ezra Vadai, Liat Dassa, Elisheva Shahar, Reba Condiotti, Ittai Ben-Porath, Valery Krizhanovsky Directed elimination of senescent cells by inhibition of BCL-W and BCL-XL. Nat Commun. 2016; 7: 11190.

Malavolta M, Pierpaoli E, Giacconi R, Costarelli L, Piacenza F, Basso A, Cardelli M, Provinciali M. Pleiotropic Effects of Tocotrienols and Quercetin on Cellular Senescence: Introducing the Perspective of Senolytic Effects of Phytochemicals. Curr Drug Targets. 2016;17(4):447-59.

Baker DJ, Wijshake T, Tchkonia T, LeBrasseur NK, Childs BG, van de Sluis B, Kirkland JL, van Deursen JM. Clearance of p16Ink4a-positive senescent cells delays ageing-associated disorders. Nature. 2011 Nov 2;479(7372):232-6.

LA STRATÉGIE

Vaid M, Sharma SD, Katiyar SK. Proanthocyanidins inhibit photocarcinogenesis through enhancement of DNA repair and xeroderma pigmentosum group A-dependent mechanism. Cancer Prev Res (Phila). 2010 Dec;3(12):1621-9.

Meeran SM, Akhtar S, Katiyar SK. Inhibition of UVB-induced skin tumor development by drinking green tea polyphenols is mediated through DNA repair and subsequent inhibition of inflammation. J Invest Dermatol. 2009 May;129(5):1258-70.

Alleva R, Manzella N, Gaetani S, Ciarapica V, Bracci M, Caboni MF, Pasini F, Monaco F, Amati M, Borghi B, Tomasetti M. Organic honey supplementation reverses pesticide-induced genotoxicity by modulating dna damage response. Mol Nutr Food Res. 2016 Apr 30.

Silva JP, Gomes AC, Coutinho OP. Oxidative DNA damage protection and repair by polyphenolic compounds in PC12 cells. Eur J Pharmacol. 2008 Dec 28;601(1-3):50-60.

PEAU

Panich U, Sittithumcharee G, Rathviboon N, Jirawatnotai S. Ultraviolet Radiation-Induced Skin Aging: The Role of DNA Damage and Oxidative Stress in Epidermal Stem Cell Damage Mediated Skin Aging. Stem Cells Int. 2016;2016:7370642.

Purba MB, Kouris-Blazos A, Wattanapenpaiboon N, Lukito W, Rothenberg E, Steen B, Wahlqvist ML. Can skin wrinkling in a site that has received limited sun exposure be used as a marker of health status and biological age? Age Ageing. 2001 May;30(3):227-34.

Levkovich T, Poutahidis T, Smillie C, Varian BJ, Ibrahim YM, Lakritz JR, Alm EJ, Erdman SE. Probiotic bacteria induce a 'glow of health'. PLoS One. 2013;8(1):e53867.

Archer DF. Postmenopausal skin and estrogen. Gynecol Endocrinol. 2012 Oct;28 Suppl 2:2-6.

Smith RN, Mann NJ, Braue A, Mäkeläinen H, Varigos GA. A low-glycemic-load diet improves symptoms in acne vulgaris patients: a randomized controlled trial. Am J Clin Nutr. 2007 Jul;86(1):107-15.

Ying Chen, John Lyga. Brain-Skin Connection: Stress, Inflammation and Skin Aging. Inflamm Allergy Drug Targets. Jun 2014; 13(3): 177-190.

Williams S, Tamburic S, Lally C. Eating chocolate can significantly protect the skin from UV light. J Cosmet Dermatol. 2009 Sep;8(3):169-73.

Katiyar SK, Singh T, Prasad R, Sun Q, Vaid M. Epigenetic alterations in ultraviolet radiation-induced skin carcinogenesis: interaction of bioactive dietary components on epigenetic targets.Photochem Photobiol. 2012 Sep-Oct;88(5):1066-74.

Moehrle M, Dietrich H, Patz CD, Häfner HM. Sun protection by red wine? J Dtsch Dermatol Ges. 2009 Jan;7(1):29-32, 29-33.

Chiang HM, Lin TJ, Chiu CY, Chang CW, Hsu KC, Fan PC, Wen KC. Coffea arabica extract and its constituents prevent photoaging by suppressing MMPs expression and MAP kinase pathway. Food Chem Toxicol. 2011 Jan;49(1):309-18.

Latreille J, Kesse-Guyot E, Malvy D, Andreeva V, Galan P, Tschachler E, Hercberg S, Guinot C, Ezzedine K.Association between dietary intake of n-3 polyunsaturated fatty acids and severity of skin photoaging in a middle-aged Caucasian population. J Dermatol Sci. 2013 Jul 23. pii: S0923-1811(13)00250-8.

Vierkötter A, Schikowski T, Ranft U, Sugiri D, Matsui M, Krämer U, Krutmann J. Airborne particle exposure and extrinsic skin aging. J Invest Dermatol. 2010 Dec;130(12):2719-26.

Martires KJ, Fu P, Polster AM, Cooper KD, Baron ED. Factors that affect skin aging: a cohort-based survey on twins. Arch Dermatol. 2009 Dec;145(12):1375-9.

Accorsi-Neto A, Haidar M, Simões R, Simões M, Soares-Jr J, Baracat E. Effects of isoflavones on the skin of postmenopausal women: a pilot study. Clinics (Sao Paulo). 2009;64(6):505-10.

Izumi T, Saito M, Obata A, Arii M, Yamaguchi H, Matsuyama A. Oral intake of soy isoflavone aglycone improves the aged skin of adult women. J Nutr Sci Vitaminol (Tokyo). 2007 Feb;53(1):57-62.

Lipovac M, Chedraui P, Gruenhut C, Gocan A, Kurz C, Neuber B, Imhof M. Effect of Red Clover Isoflavones over Skin, Appendages, and Mucosal Status in Postmenopausal Women. Obstet Gynecol Int. 2011;2011:949302.

Peguet-Navarro J, Dezutter-Dambuyant C, Buetler T, Leclaire J, Smola H, Blum S, Bastien P, Breton L, Gueniche A. Supplementation with oral probiotic bacteria protects human cutaneous immune homeostasis after UV exposure-double blind, randomized, placebo controlled clinical trial. Eur J Dermatol. 2008 Sep-Oct;18(5):504-11.

Bhattacharyya TK, Merz M, Thomas JR. Modulation of cutaneous aging with calorie restriction in Fischer 344 rats: a histological study. Arch Facial Plast Surg. 2005 Jan-Feb;7(1):12-6.

À PROPOS DE L'AUTEURE

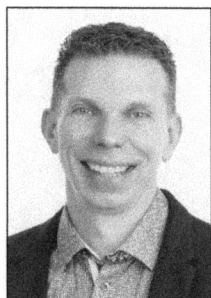

LE DR DANIEL MINIER est dermatologue affilié à l'Université de Sherbrooke depuis 20 ans. Il est père de 3 garçons de 18, 20 et 22 ans. Bien que le soin des patients représente la plus grande partie de sa tâche, une autre partie de son temps est consacrée à la supervision d'étudiants et de résidents en médecine et à des projets de recherche clinique. Il est aussi membre de la Société Française de Dermatologie, ''Fellow of the American Academy of Dermatology'' et du Collège Royal des Médecins du Canada ainsi que membre du Jury pour le Collège Royal des Médecins du Canada. Comme dermatologue, il est témoin privilégié des inégalités dans le processus de vieillissement. Son ouvrage apporte des solutions concrètes à ce problème de notre société, qui doit se préparer à une espérance de vie de plus en plus longue.

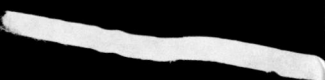